歯科衛生士臨床のための
Quint Study Club

アシスタントワーク編 ❶

これでバッチリ!
義歯製作のアシスタントワーク
材料の取り扱い方から口腔内＆義歯のメインテナンスまで

著：細見 洋泰

クインテッセンス出版株式会社　2009

Tokyo, Berlin, Chicago, London, Paris, Barcelona, Istanbul, Milano, São Paulo, Moscow, Prague, Warsaw, New Delhi, Beijing, and Bukarest

執筆にあたって

　現在の歯科衛生士業務は、う蝕予防や歯周病予防に関するものが中心となっています。それゆえ多くの歯科衛生士さんは、ブラッシング指導やスケーリング・ルートプレーニングなどの清掃方法・技術に長けていることでしょう。しかし近年、高齢化の波が加速度を増すがごとくの速さで進み、日本の人口構造はピラミッド型から"頭でっかち"になろうとしています。つまり、予防処置や保健指導の対象者が後期高齢者になっていくのです。それにしたがい、患者さんの要望や処置方法も多様化してくることは間違いありません。

　人口構造の高齢化に伴い、介護の現場では、いま「食」「栄養摂取」について多くの医療関係者が苦労を重ね、私たち歯科医療従事者に寄せられる期待も日々大きくなっています。しかし筆者は、超高齢社会が目前となった現在では、介護者の一員として私たちが関与するよりも、介護状態にならないよう介護予防に関与することが、私たち歯科医療従事者が今後すべきことであると考えています。口から食物を最期まで摂取することの大事さや必要性をいちばん理解している医療関係者は、私たち歯科医療従事者であり、特に歯周病やう蝕の罹患予防に尽力してきた歯科衛生士さんこそ、今後、介護予防の担い手として大きな期待が寄せられることでしょう。

　そこで筆者は、皆さんの日常臨床における介護予防のスタート地点である義歯の役割をしっかりと理解していただきたく、本書を執筆することにしました。歯科衛生士さんたちは、診療補助を通じて義歯製作時に使用する印象材料やトレーの種類はよく理解されているのですが、義歯の種類やパーツの役割を十分に理解しているとは言い切れません。これらを理解すると、義歯を装着した患者さんが訴える不具合がどれだけ咀嚼機能の障害に関与するのかを判断しやすくなり、適切なアドバイスができるようになります。また義歯や口腔内の清掃を通じて、義歯の適応具合や咀嚼機能の減衰を察知することができ、すぐに対処することもできるでしょう。

　義歯による咀嚼機能障害を回復し食物摂取をスムーズに行うこと、そして義歯の劣化や清掃不良で機能障害が生じてしまわないようにすること、これも立派な介護予防です。本書を通じて、診療室での後期高齢患者さんへのケアを考えるきっかけになれば幸いです。

細見洋泰
細見デンタルクリニック・院長

CONTENTS

第1部　義歯の基本を理解しよう 〜義歯の基本構造とその役割〜　11

歯がなくなると生体はどう変化するのでしょうか？　12
- 歯の喪失は、生命維持にも関わる大きな問題　12
- 介護予防の一環として、口腔機能を考えよう　13

生体に適合した義歯はQOLにどれだけ貢献するのだろうか？　14

部分床義歯を学ぼう　16
- 部分床義歯の構成要素　16
- 部分床義歯のさまざまな維持装置に強くなる　17
  - 維持装置その①　クラスプ（クラスプデンチャー）　17
  - 維持装置その②　アタッチメント（アタッチメントデンチャー）　19
  - 維持装置その③　テレスコープ（コーヌスクローネンテレスコープデンチャー）　22

総義歯を学ぼう　23
- 総義歯の構成要素　23
- 総義歯の「適合」のメカニズムを理解しよう　24
- 総義歯のバリエーション　25
- 総義歯装着患者さんの咬合様式　26

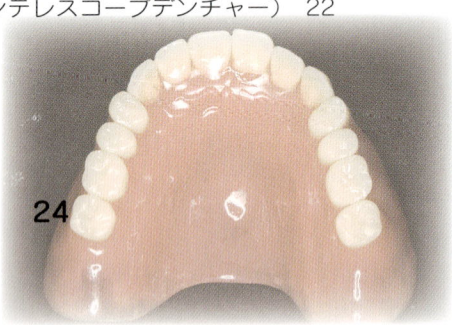

第2部　必ずマスターしておきたい　義歯製作のベーシックアシスタントワーク　27

チェア導入時に行うこと①　〜義歯をすでに装着している患者さんの場合〜　28
- 歯科衛生士として、まずどこに着眼すべき？　28

チェア導入時に行うこと②
～義歯をはじめて装着する患者さんの場合～　31

伝えておかなければならないことは？　31

印象採得のアシスタントワークに必要な知識と技術・1
義歯アシスタントワーク時に準備するもの　33

印象採得時に準備するもの　33

アルジネート印象採得時に準備するもの　33／コンパウンド印象採得時に準備するもの　33
シリコーン印象採得時に準備するもの　34

印象採得のアシスタントワークに必要な知識と技術・2
印象採得の2つの目的を知ろう　35

印象採得のアシスタントワークに必要な知識と技術・3
印象材の取り扱いかた　36

アルジネート印象材の取り扱いかた　37
コンパウンド印象材の取り扱いかた　39
シリコーン印象材の取り扱いかた　41
2種の印象材を用いる連合印象　43

印象採得のアシスタントワークに必要な知識と技術・4
トレーの取り扱いかた　44

用途によって、トレーは大きく2種類に分類される　44
既製トレーはどんなトレー？　45

既製トレーの特徴　45　／　既製トレー使用時のサイズ選択と調整　45

個人トレーはどんなトレー？　46

個人トレーは、その患者さん専用のトレーです　46

印象採得のアシスタントワークに必要な知識と技術・5
トレーへの印象材の盛り上げかた　47

理想的な印象材の盛り上げを理解しよう　47
練和からトレー盛り上げまでの流れとポイント　48
よくありがちな、盛り上げの失敗　50

上手に盛り上げないと、どんな弊害が生じるのでしょうか？　50
こんなところに失敗の種が潜んでいる　印象材盛り上げ時のチェックポイント　50

印象採得のアシスタントワークに必要な知識と技術・6
印象採得直前のアシスタントワーク　51

- 印象採得前に患者さんに説明しておくべきこと　51
- 印象採得前の患者さんの口腔内チェックポイント　52

印象採得のアシスタントワークに必要な知識と技術・7
印象採得時のチェアのセッティング・患者さんの体位　53

- 印象採得時のセッティング　53
  - 上顎の印象採得を行うときのセッティング　53　／　下顎の印象採得を行うときのセッティング　54　／　腰が痛い＆曲がっている患者さんの印象採得を行うときのセッティング　54

印象採得のアシスタントワークに必要な知識と技術・8
トレー保持のアシスタントワーク　55

- 総義歯印象採得時のトレー保持のアシスタント　55
- 部分床義歯印象採得時のトレー保持のアシスタント　56
- トレー保持アシスタントワークの実際　57
- 保持アシスタントワーク中に注意したいこと　58
- 患者さんにトレー保持をお願いするときのポイント　59
- 保持しているときにトレーが動いてしまったら……　59

印象採得のアシスタントワークに必要な知識と技術・9
印象採得後の印象材の処理方法　60

- 唾液や血液で汚れている場合はすぐ水洗しよう　60
- 石膏を注入するまでの間の放置方法　61
  - アルジネート印象材の印象採得後の放置方法　61　／　コンパウンド印象材の印象採得後の放置方法　61　／　コンパウンド・アルジネート連合印象を行ったときの印象採得後の放置方法　62　／　シリコーン印象材の印象採得後の放置方法　62

印象採得のアシスタントワークに必要な知識と技術・10
石膏の取り扱いかた　63

- 石膏には、使用目的に応じて種類があります　63
- 石膏の注ぎかたの基本　64
- 理想的な状態をしっかり理解しよう　65
  - 石膏の注ぎかた　ステップでマスター　どうやって注ぐ？（下顎義歯の場合）　66
  - 石膏の注ぎかた　ステップでマスター　どうやって注ぐ？（上顎義歯の場合）　67
  - 石膏模型　よくある失敗とその対策法①　気泡対策　68
  - 石膏模型　よくある失敗とその対策法②　石膏の量が不十分　68

第3部　義歯装着患者へのプロフェッショナルケア&セルフケア指導　69

義歯装着患者の口腔はリスクがいっぱい・1
義歯装着患者の口腔内は変化する　70

- 顎堤粘膜の経時的変化を理解しよう　70
- 顎堤粘膜の変化で、どんな影響が生じるのでしょう　71

義歯装着患者の口腔はリスクがいっぱい・2
残存歯が抱えるリスクを理解しよう　72

- 部分床義歯にとって、残存歯は要の歯です　72
- 残存歯が抱えるリスクには何がある？　73

プロフェッショナルケアとセルフケア指導・1
口腔粘膜へのプロフェッショナルケアとセルフケア指導　74

- まずどこに着眼する？　チェックする？　74
- 口腔粘膜ケアの行いかたとポイント　75
  - ① 義歯の清掃不良による病変が生じている口腔粘膜へのプロフェッショナルケア　75
  - ② 舌苔が多く付着した舌のケア方法　76
  - ③ 維持装置周辺の汚れが取れていなく、歯肉が炎症を起こしている部位のケア方法　77

プロフェッショナルケアとセルフケア指導・2
残存歯・維持歯へのプロフェッショナルケアとセルフケア指導　78

- まずどこに着眼する？　チェックする？　78
- 残存歯・維持歯へのケアの行いかたとポイント　80
  - ① 義歯装着患者へのプロフェッショナルケアは、基本的に通常のプロフェッショナルケアでOK　80
  - ② オーバーデンチャーの支台歯などアタッチメントが装着された歯へのケア方法　81
  - ③ プラークコントロールが難しい孤立歯を含む維持歯・残存歯へのケア方法　82

質問されたら正しく答えたい義歯安定剤のこと　83

- 市販されている義歯安定剤は、どんなもの？　83
- 義歯安定剤のメリット・デメリット　84

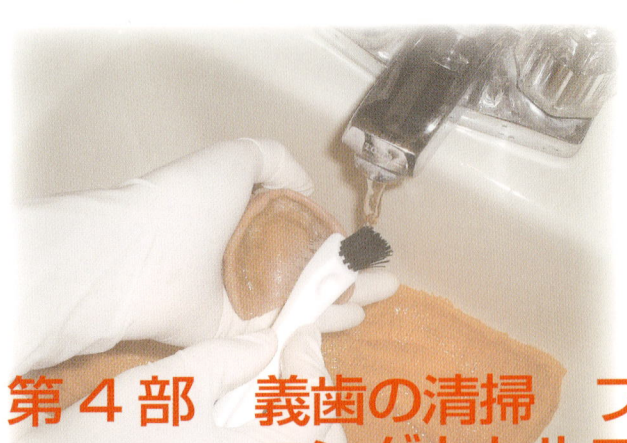

第4部　義歯の清掃　プロフェッショナルクリーニングとセルフクリーニング指導　85

義歯の汚れがもたらす、大きなリスク　86

義歯の汚れは、口腔粘膜に影響を与える　86
クラスプの汚れは、維持歯に影響を与える　87
義歯の汚れは、誤嚥性肺炎のリスクを高める　87

義歯の汚れは、どんなところに付着しやすいのでしょうか？　88

総義歯の汚れ　どこに付着しやすい？　88
部分床義歯の汚れ　どこに付着しやすい？　89

義歯に対するプロフェッショナルクリーニング・1
総義歯および部分床義歯共通クリーニング時の注意点　90

クリーニング時に義歯を壊さないように！　90
クリーニング時に確認しておきたい義歯の状況　91

義歯に対するプロフェッショナルクリーニング・2
総義歯に対するプロフェッショナルクリーニング　92

人工歯部および周辺のクリーニング　92

① 歯石沈着が多い場合のクリーニング例　92
② 人工歯部の汚れ（着色）が多い場合のクリーニング例　93
③ クリーニングの仕上げは、汚れの質にあわせた化学的洗浄で　93

粘膜面のクリーニング方法　94

義歯に対するプロフェッショナルクリーニング・3
部分床義歯に対するプロフェッショナルクリーニング　95

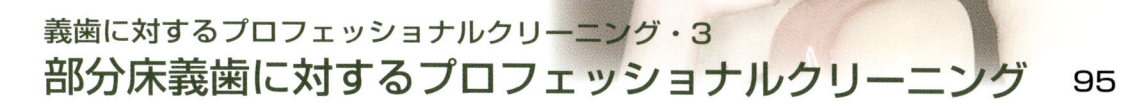

維持装置別プロフェッショナルクリーニング例　95

① クラスプに付着したプラークのクリーニング例　95
② レスト付2腕鉤のクリーニング例　96
③ RPIクラスプ（Ｉバー）のクリーニング例　96
④ ミリングバーアタッチメントのクリーニング例　96
⑤ 磁性アタッチメントのクリーニング例　96
⑥ ミニダルボのクリーニング例　97
⑦ コーヌスクローネンテレスコープデンチャーのクリーニング例　97

部分床義歯のクリーニング時に気をつけること　98
部分床義歯のトラブルを発見したらすぐ報告しよう　99

義歯のセルフクリーニング指導
総義歯・部分床義歯のセルフクリーニング　100

セルフクリーニングでは何をする？　100
セルフクリーニングのコンセプト　100
本人だけではなく、介助者にもアドバイスを　100
セルフクリーニングのワンポイントアドバイス　101

質問されたら正しく答えたい義歯洗浄剤のこと　102

市販されている義歯洗浄剤の種類　102
義歯洗浄剤のメリット・デメリット　103

コラム
- どういう基準で、維持装置は決定されるの？　22
- 義歯の汚れ（デンチャープラーク）の正体はデンタル・バイオフィルム　30

1

義歯の基本を理解しよう
～義歯の基本構造とその役割～

歯がなくなると生体はどう変化するのでしょうか？

歯の喪失は、生命維持にも関わる大きな問題

　歯が失われると、咀嚼が最初に困難になります。特に大臼歯を喪失した場合は、強く感じることでしょう。前歯を喪失した場合は、特に審美的要因が悪くなり、さらに発音障害、嚥下障害も生じます。

　こういった障害を「一次的障害」といいます。さらに「二次的障害」として、隣在歯の傾斜が生じ、やがて「三次的障害」として顎関節の障害などが生じます。

　これら障害の積み重ねにより、強い力で咀嚼が行えなくなります。すると、たとえばタンパク質である肉や魚が食べられないといった食生活に制限が生じ、栄養バランスのよい食事ができなくなります。つまり、歯を失うことで健康な身体を維持できなくなるのです（これをサルコペニアといいます）。

● 歯の喪失は、食生活に影響を与える

天然歯のある人の食生活

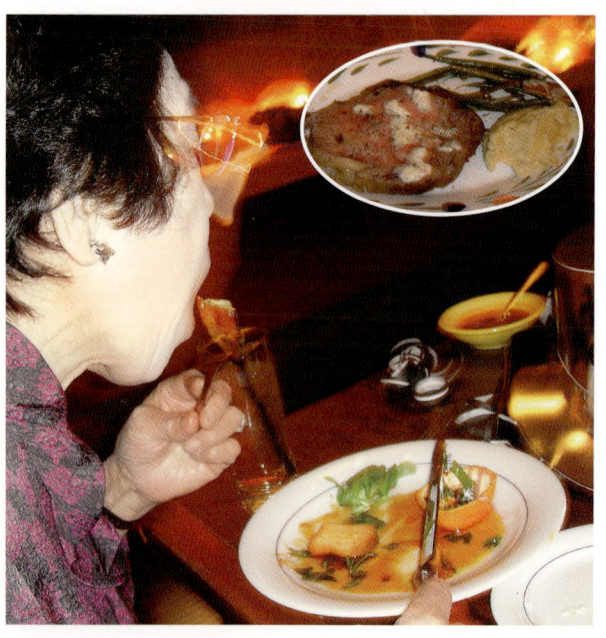

天然歯がしっかりと残っている人は、しっかりとした咀嚼ができることから、高齢になっても自分の食べたいものを食べることができます。

歯を多く喪失した人の食生活

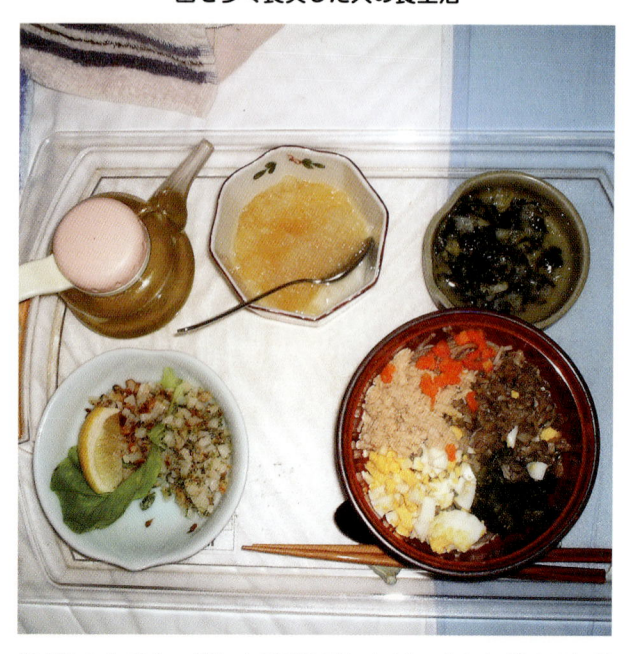

歯が失われると、強い力で嚙み砕いたり、嚙みちぎることが困難になり、あらかじめ刻んだ食材やおかゆなどの軟らかいものしか食べられなくなります。

介護予防の一環として、口腔機能を考えよう

後期高齢者になると、健常・有病を問わず、残存機能の低下が生じ始めます。この機能低下が口腔内に生じると、咀嚼障害や嚥下機能の低下として現れます。

口腔機能の低下と脳血管障害といった全身疾患・障害が併発した場合、前述のサルコペニアのような栄養障害や誤嚥性肺炎（☞P87参照）、食塊形成が困難になることによる窒息が生じる可能性があります。

これらの障害が顕在化する前に（要介護状態になる前に）、介護予防的な視点で口腔機能を見ていく姿勢が求められます。

今後さらに高齢化が進むことから、歯科医院にも多くの高齢者が来院されることでしょう。高齢患者さんが来院されたときには、下に示した質問をして、なにか機能障害が生じていないかどうか、どのような対応が必要か、考える習慣を持つようにしましょう。

● 咀嚼機能が低下した要介護の高齢患者さんには低栄養というリスクがある

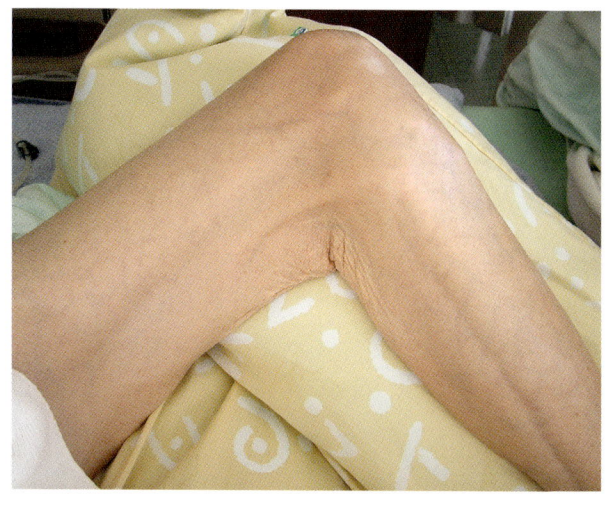

食物摂取が不可能になって低栄養の状態となると、骨格筋群の減衰が生じ、ほとんど骨だけになってしまいます。

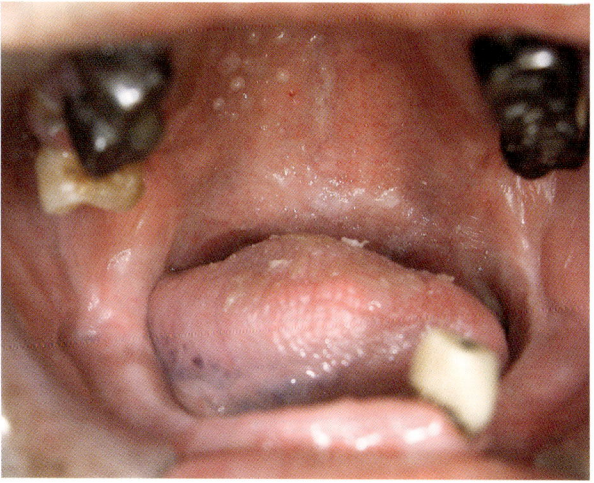

口腔内でも骨格筋同様の筋肉の減衰が生じます。この患者さんは口腔機能が低下し、舌がのどの奥に入り込んでしまいました。

● 高齢患者さんが来院したら、必ず確認したい口腔機能に関する質問

硬いものを噛むことが、半年くらい前から困難になっていませんか？
・咀嚼障害の有無が確認できます。
・う蝕や歯周病による咀嚼障害、咀嚼筋の機能低下が疑われます。
・義歯などを使用している場合は、欠損補綴物の適合不良が疑われます。

食べ物や飲み物でむせることが多くなっていませんか？
・嚥下機能の低下、咽頭部の機能低下の有無が確認できます。
・喉頭蓋の運動障害の可能性が疑われます。

口の中が乾きやすくなったと感じませんか？
・唾液分泌機能障害の有無が確認できます。
・服用している薬による唾液分泌障害の可能性もあります。

生体に適合した義歯はQOLにどれだけ貢献するのだろうか？

歯を喪失しても、その患者さんの生体に適合した義歯があれば、軟らかいものしか食べられないといった不自由な生活から解放され、おいしくバランスのとれた食事ができるようになります。

また、外観不良や発音障害により、人目を気にして外出するのがおっくうになっていた人が、自分に自信を持てるようになり、人と会ったり、話すことが楽しくなる、といった効果も期待できます。

● 生体に適合した義歯を装着することで、咀嚼力は向上する①　〜有歯顎と各種義歯の咬合圧の比較〜

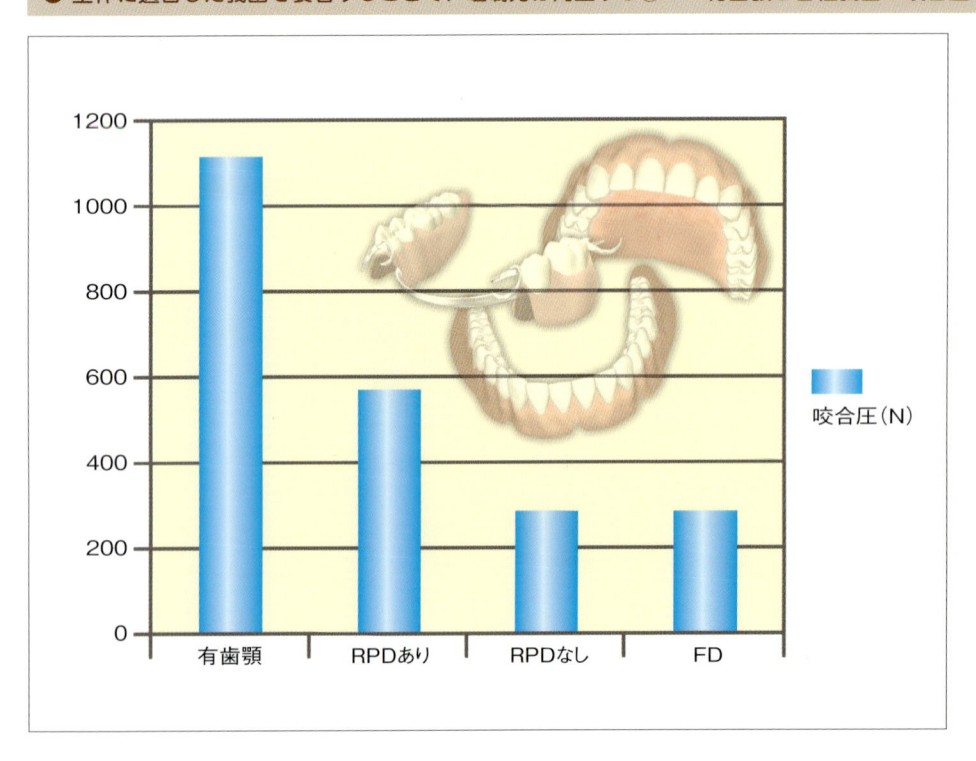

区分	咬合圧(N)
有歯顎	約1120
RPDあり	約570
RPDなし	約290
FD	約290

有歯顎者の咬合圧にはかないませんが、RPD（部分床義歯）やFD（総義歯）を装着していれば、咬合圧はある程度改善します。

第1部　義歯の基本を理解しよう

● 生体に適合した義歯を装着することで、咀嚼力は向上する②　〜義歯を入れると食生活も向上する〜

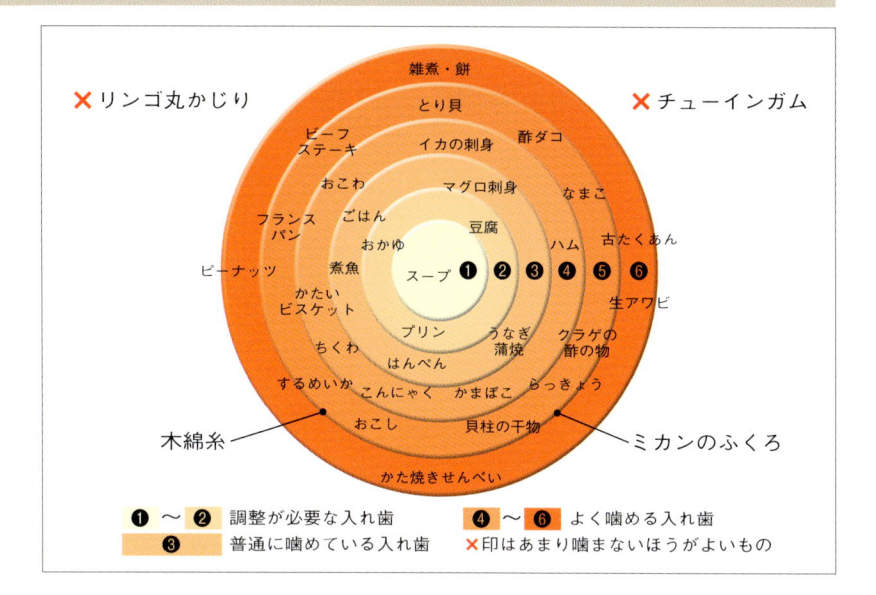

義歯の適合の如何によって、咀嚼力に大きな差が生じることがわかります（図は山本式総義歯咀嚼能率判定表）。

❶〜❷　調整が必要な入れ歯
❸　普通に噛めている入れ歯
❹〜❻　よく噛める入れ歯
×印はあまり噛まないほうがよいもの

● 義歯の装着は、顔貌にも大きな変化を与える

義歯装着前の顔貌 → **義歯装着後の顔貌**

緊張がゆるんだ頬部や口唇部に適切なサポートを与えたり、しわを伸ばすことで、歯がないときと比べて若返った印象を与えます。

義歯装着前の顔貌 → **義歯装着後の顔貌**

不適合な義歯を装着していたときはなんとなく元気が感じられないようすでしたが、適合した義歯を装着してからは明るさが感じられるようになりました。

これでバッチリ！　義歯製作のアシスタントワーク

部分床義歯を学ぼう

部分床義歯は、一歯欠損に用いるものから、一歯残存に用いるものまで、多くのバリエーションがあります。しかしその構成要素はすべて同じと考えても差し支えありません。

● 一歯欠損用も一歯残存用も、同じ部分床義歯

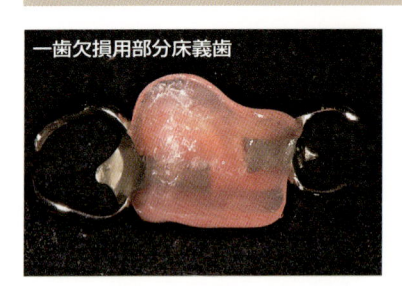

一歯欠損用部分床義歯　　一歯残存用部分床義歯

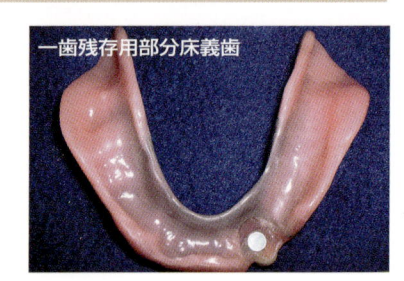

見た目は異なりますが、どちらもおなじ「部分床義歯」です。

部分床義歯の構成要素

3つの構成要素を覚えておこう

部分床義歯の構成要素を整理してみましょう。

部分床義歯は、噛む場所である①人工歯部分、②義歯床の部分、そして義歯床と維持歯とをつないでいる③維持装置（クラスプ）の3つに分けることができます（部分床義歯の種類によっては、義歯床と義歯床の連結部分である④大連結子も、構成要素となります）。

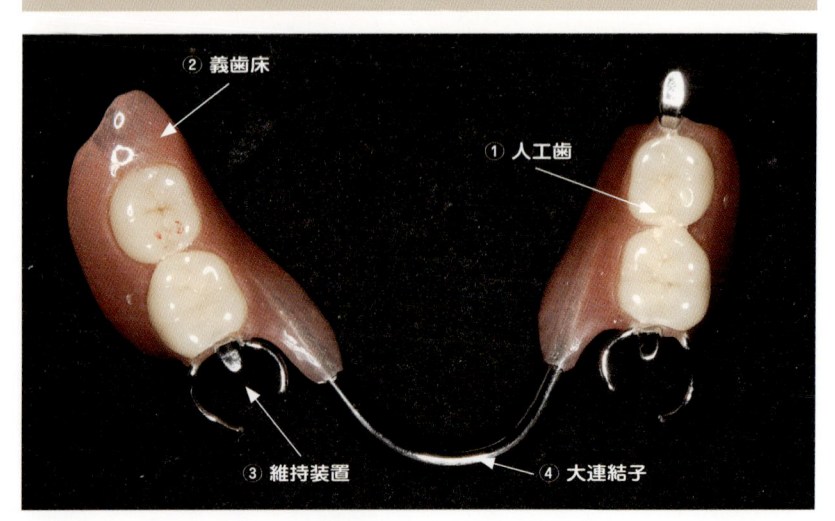

部分床義歯は、維持装置の種類がいろいろあるために、複雑に見えることでしょう。しかし、実はどの部分床義歯もこの3つからできていて、とてもシンプルな構造になっています。義歯の大きさ、欠損部の大きさの違いで、付属装置が付いているだけなのです。

部分床義歯の構成要素を理解しておくことは、歯科衛生士臨床におけるアシスタントワークや、義歯装着患者さんへのメインテナンスワークに必要不可欠な知識になります。

● 部分床義歯の3つの構成要素（と、大連結子）

②義歯床
①人工歯
③維持装置
④大連結子

部分床義歯のさまざまな維持装置に強くなる

維持装置その① クラスプ（クラスプデンチャー）

維持装置（クラスプ）の構成要素について解説しましょう。

①**レスト**（支持部）は、咬合力を維持歯に伝達して、義歯の安定を得るために大事なものです。

アンダーカットの下に位置する②**鉤尖部**は、維持部として機能します。一方、アンダーカットの上に位置する③**鉤腕部**は、把持部としてその役目を果たします。

● クラスプの構成要素

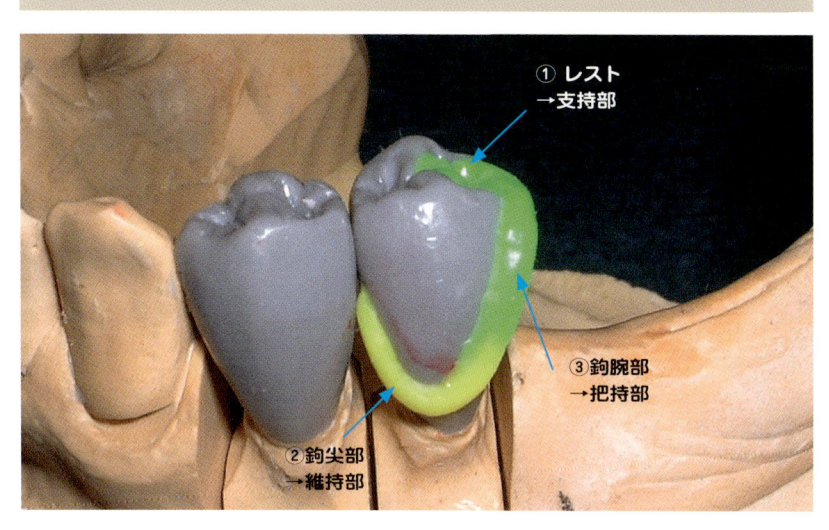

① レスト → 支持部
② 鉤尖部 → 維持部
③ 鉤腕部 → 把持部

● クラスプのいろいろ　その①

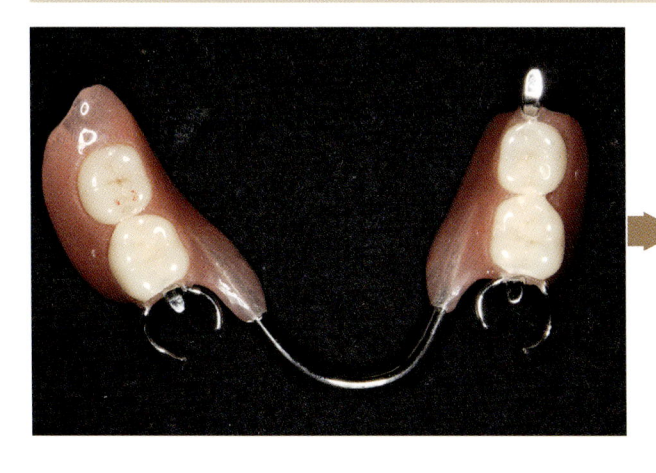

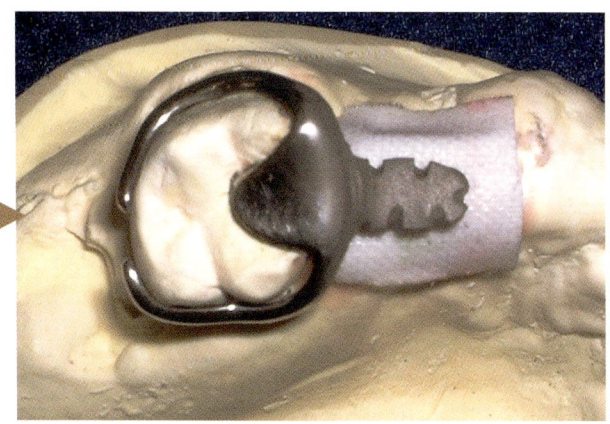

レスト付2腕鉤（エーカースクラスプ）の例。代表的なクラスプで、支持・維持・把持が備えられています。このクラスプは鉤腕が歯面の咬合面側から歯頸部側に斜めに渡り歯を維持する構造になっています。

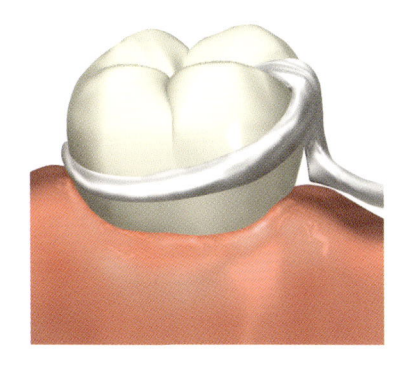

これでバッチリ！　義歯製作のアシスタントワーク

● クラスプのいろいろ　その②

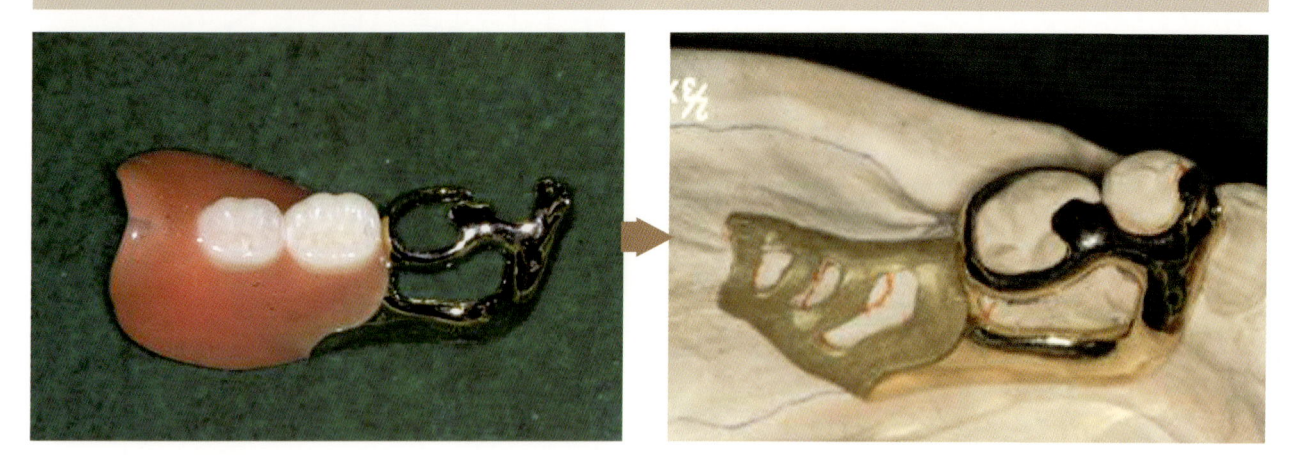

バックアクション鉤の例。アンダーカットが歯の一部分しかないときに、そこまでリング鉤のように同一の鉤が歯の全周を取り巻いているものです。

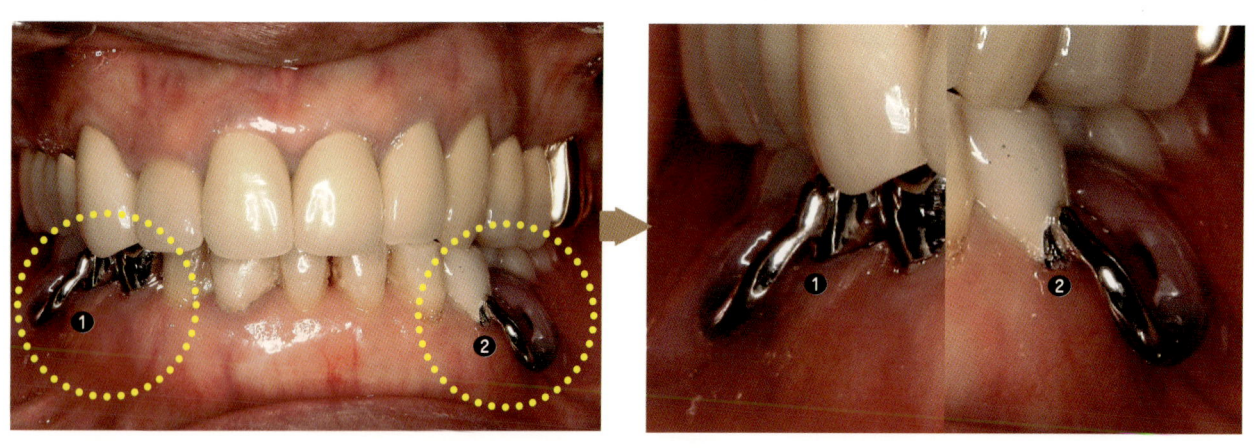

Ｉバーの例。食物の流れを阻害しない構造になっています（写真中の数字は、それぞれ対応しています）。

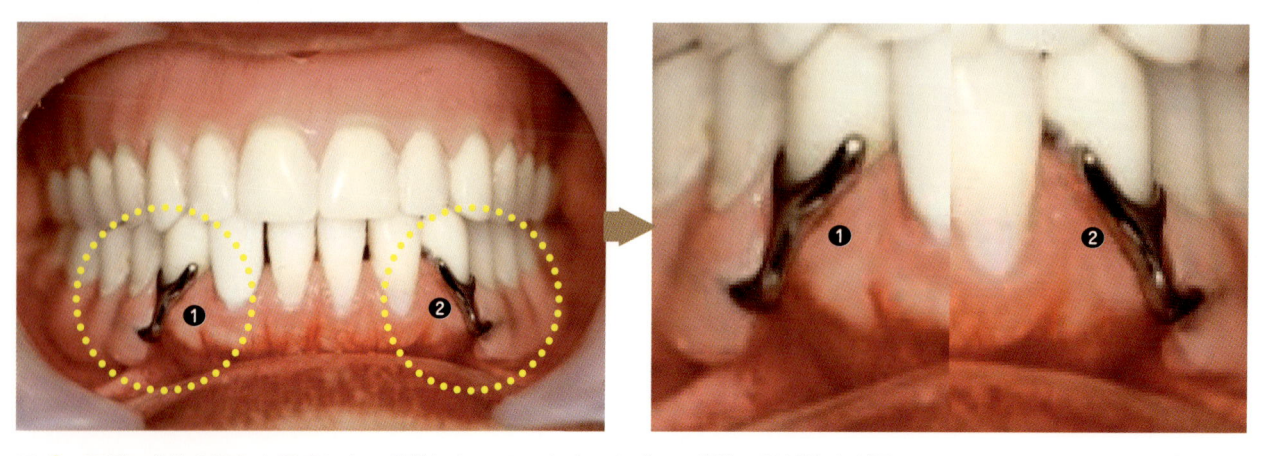

Ｔバーの例。食物の流れを阻害しない構造になっています。Ｉバーの構造では維持力が足りないため、Ｔ字型のチップで維持力を得ています（写真中の数字は、それぞれ対応しています）。

維持装置その② アタッチメント（アタッチメントデンチャー）

口腔内と義歯それぞれにジョイント（合体）する器具（アタッチメント）で義歯の安定を維持するものです。維持装置自体は非常にコンパクトですが、維持力は高く、また装着時に審美的な影響がない（クラスプのように見えることがない）のが特徴です。

アタッチメントには、歯牙負担の歯冠アタッチメント（歯冠外アタッチメントと歯冠内アタッチメント）と、歯根負担の歯根内アタッチメントがあります。

● アタッチメントの構成要素（例：ボナ604A）

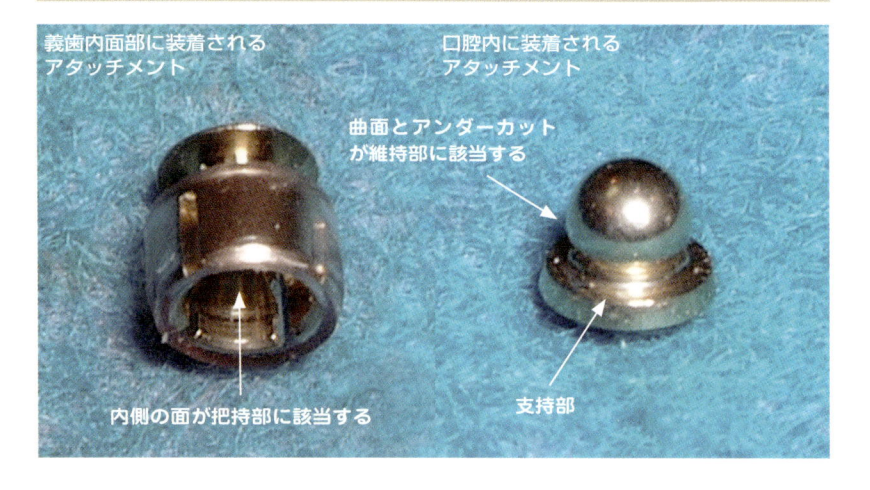

義歯内面部に装着されるアタッチメント／口腔内に装着されるアタッチメント
曲面とアンダーカットが維持部に該当する
内側の面が把持部に該当する
支持部

● アタッチメントのいろいろ その①

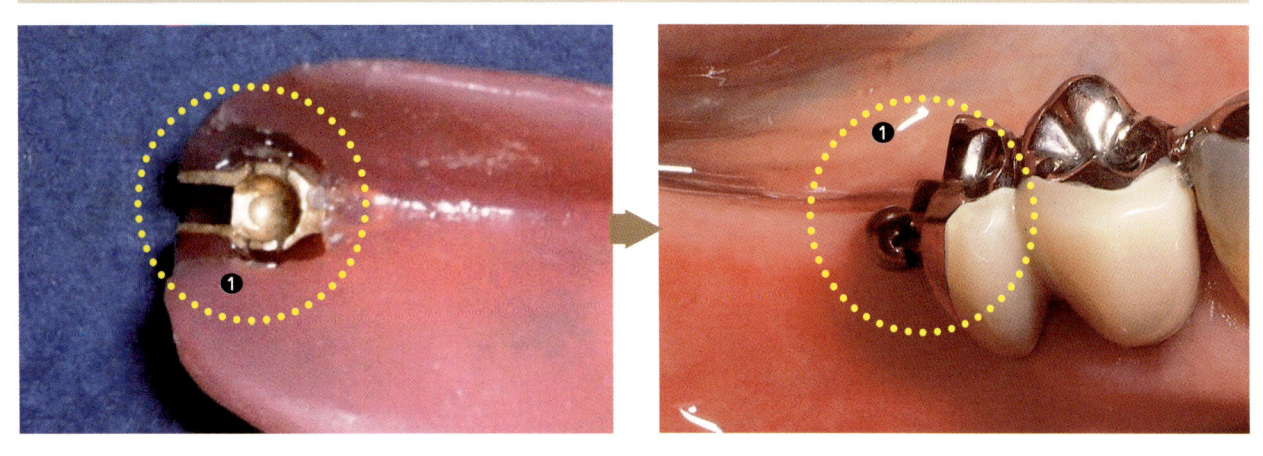

歯冠外アタッチメントのひとつ、ミニダルボの例。左の写真は義歯内面アタッチメント（フィメール部）、右の写真は口腔内アタッチメント（メール部）です。それぞれの写真中①と①が口腔内で連結されます。

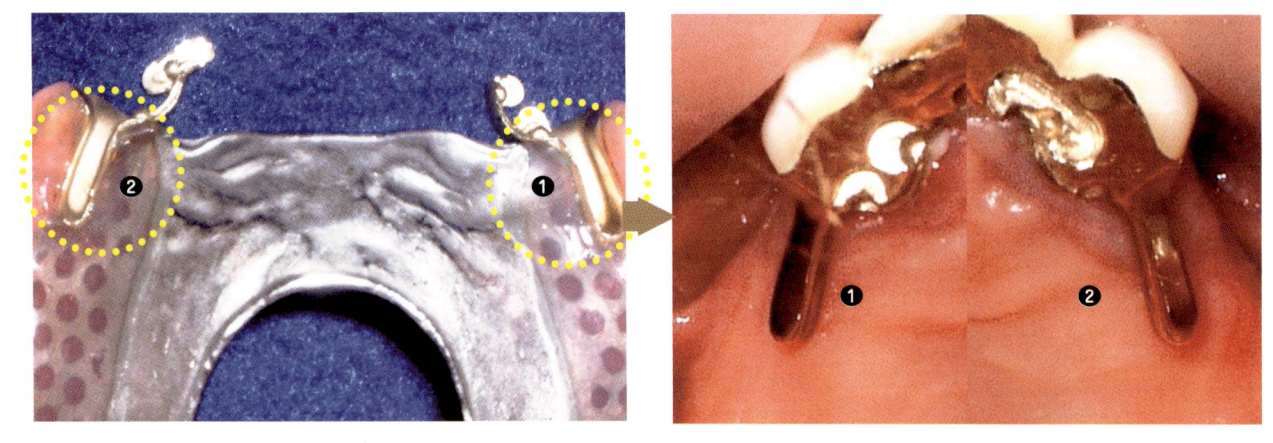

ミリングバーアタッチメントの例。右は装着される口腔内のようす。ミリングバーは平行な面を持つ自家製のバーアタッチメントで、バーを鋳造した後、研磨時にパラレロメーターにて正確な平行面を形成します。よって義歯の脱着は一方向しかできません。写真中の①、②それぞれが、口腔内で連結されます。

これでバッチリ！ 義歯製作のアシスタントワーク

● アタッチメントのいろいろ　その②

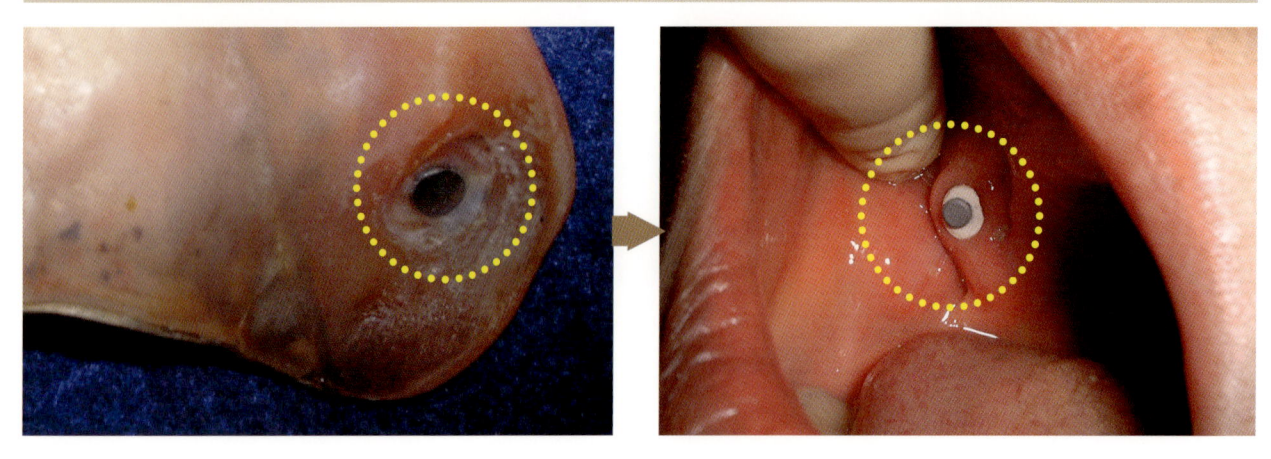

磁性アタッチメントの例。左の写真は義歯に装着されているアタッチメント、右の写真は口腔内に装着されているアタッチメントです。

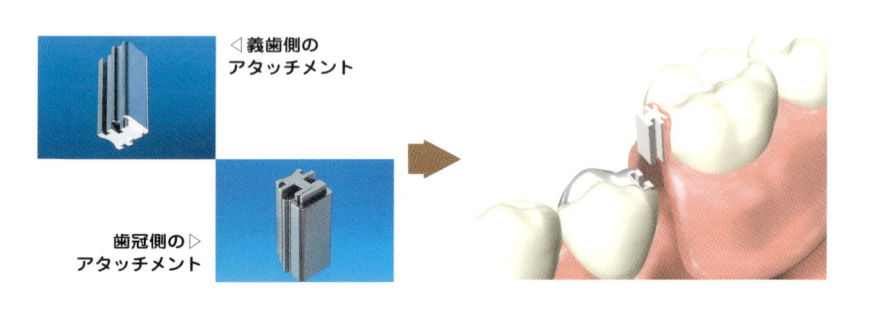

既成アタッチメントの1つ、歯冠内アタッチメント・マッカラムの例。歯冠補綴物内にフィメール部が装備されて、義歯側にメール部が装備されています。

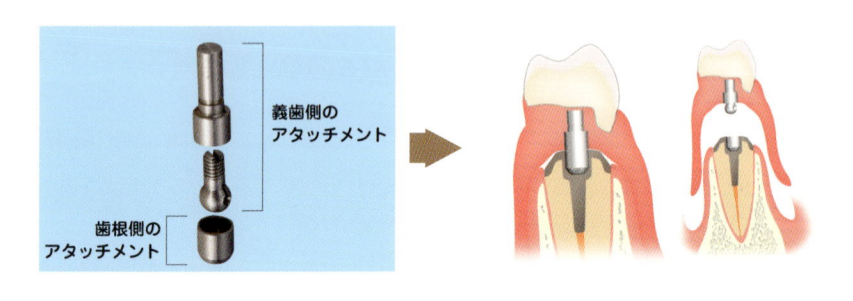

既成アタッチメントの1つ、歯根内アタッチメント・バテスティの例。根面板内にフィメールが装備されて、義歯側にメールが装備されています。

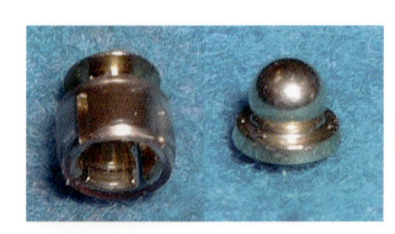

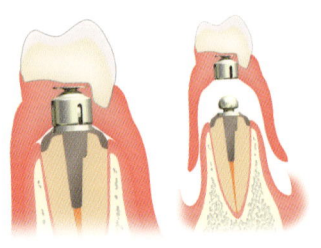

既製アタッチメントの1つ、歯根外アタッチメント・ボナ604Aの例。歯根側にメール部分が装備されていて、義歯側にフィメールが装備されています。フィメールにはスリットがあり、そのスプリングアクションで維持力を発揮しています。

オーバーデンチャーもアタッチメントによる部分床義歯の一種です

オーバーデンチャーとは、義歯床の下に歯根が存在する義歯のことです。残存歯はありますが、その歯冠歯根比が悪いことから歯冠部を削除し、残存歯に維持装置をつけて義歯を装着していることが多く見られます。

維持装置としては、アタッチメントや磁性アタッチメント（マグネットを用いたアタッチメント）などがよく使われます。

● オーバーデンチャーの例

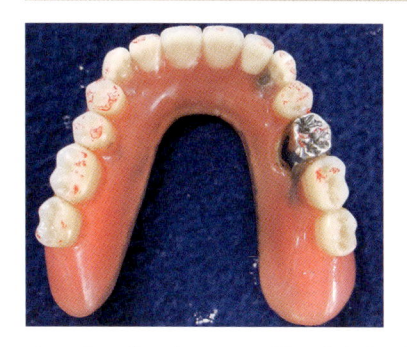

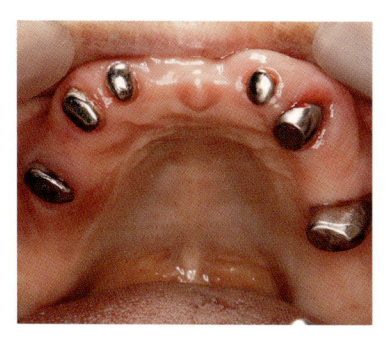

オーバーデンチャーの一例。残存歯には、根面板、磁性アタッチメント、コーヌスの3種類が維持装置として用いられています。

● オーバーデンチャー装着までの流れ

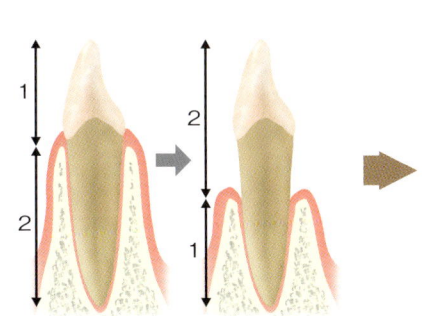

健康な歯周組織の歯冠歯根比は1：2ですが、歯周病に罹患すると比は逆転します。

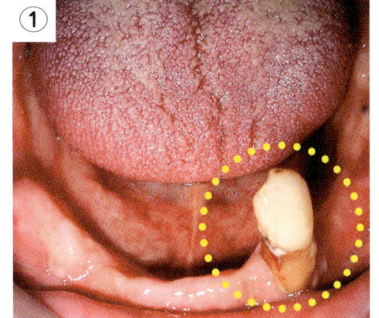

① 歯周病が進行し、歯冠歯根比が逆転してしまった症例。この患者さんに適合したオーバーデンチャーをこれから製作します。

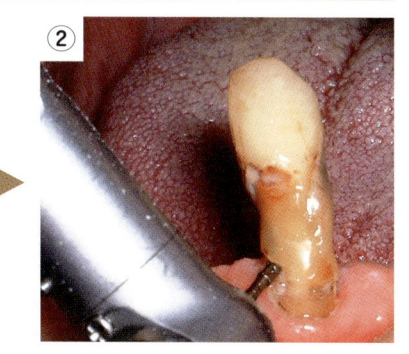

② 歯冠部を削除して、バランスを改善します。

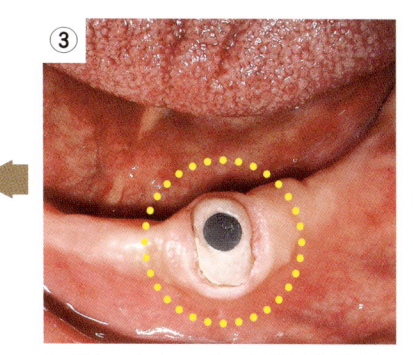

③ マグネットキーパーを維持装置として残存歯に装着しました。

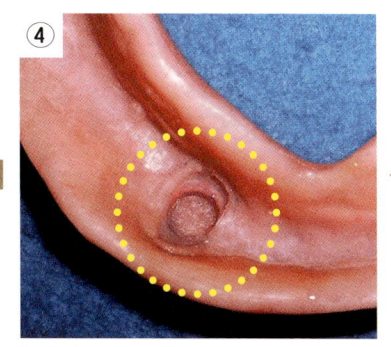

④ 義歯内に、磁石構造体を設置するスペースを作ります。

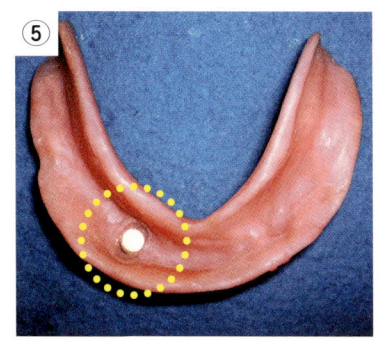

⑤ オーバーデンチャーができました。一歯残存部分床義歯の完成です。

これでバッチリ！ 義歯製作のアシスタントワーク

維持装置その③ テレスコープ（コーヌスクローネンテレスコープデンチャー）

テレスコープとは、内冠と外冠の摩擦で義歯を維持するもので、二重の冠が重なり合う大きな咬合面レスト（オクルーザルレスト）となり、強い咬合力を得ることができる維持装置です。

ドイツで開発されたコーヌスクローネンテレスコープはその代表で、内冠の傾斜角が6度に設定され、大きな摩擦力で義歯を維持します。

● コーヌスクローネンテレスコープデンチャーのしくみ

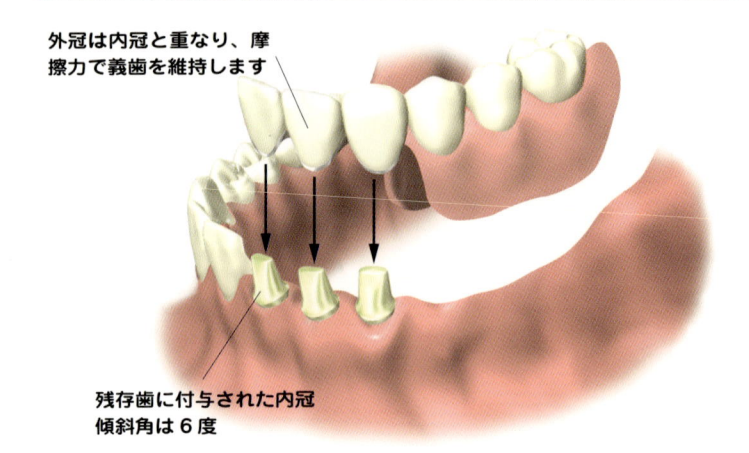

外冠は内冠と重なり、摩擦力で義歯を維持します

残存歯に付与された内冠
傾斜角は6度

● テレスコープの例　コーヌスクローネンテレスコープ

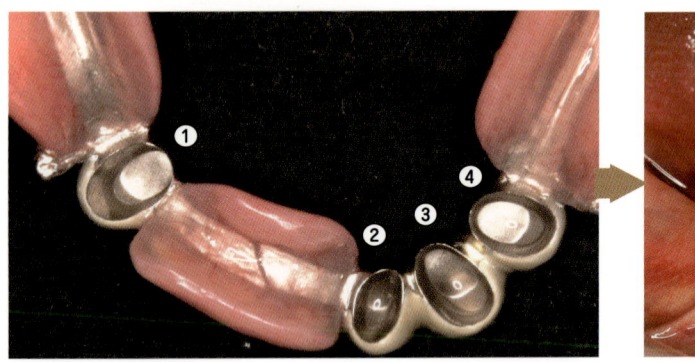

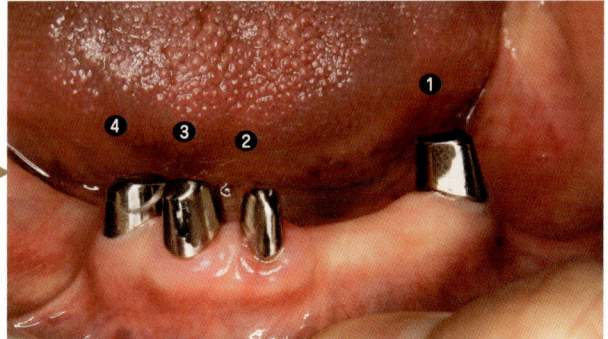

コーヌスクローネンテレスコープの例。右は装着される口腔内のようす。残存歯に内冠が付与されています。写真中の①～④それぞれが、口腔内で重なります。

どういう基準で、維持装置は決定されるの？

クラスプは、義歯の離脱や側方からの力に対して抵抗する維持装置です。クラスプを設計する際には、まずアンダーカットの状態や顎堤、歯列形態などの診査を模型上で行い（これをサベイングといいます）、その患者さんの口腔内に適した維持装置を決定します。一方アタッチメントは、維持歯の歯冠補綴が必要となることから、維持歯の状態により、どんなアタッチメントが使用可能か決定されます。

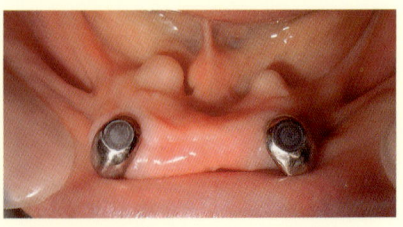

下顎の骨隆起が存在するため床の大きさが確保できず、オーバーデンチャーを設計せざる得なかった症例。磁性アタッチメントの使用が決定されました。

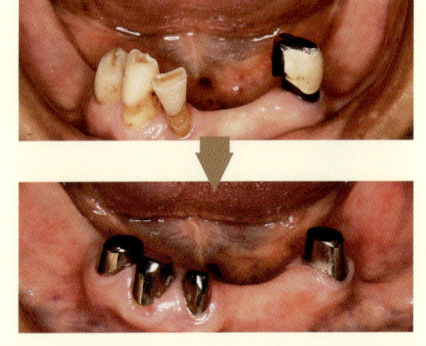

骨隆起の存在や顎堤の問題などは問題ありませんでしたが、残存歯の平行性に問題があり、コーヌスクローネンテレスコープが選択されました。

総義歯を学ぼう

総義歯の構成要素

総義歯の構成要素を覚えておこう

　総義歯は、歯が1本も残っていない顎堤に装着する義歯です。よって単純な形をしています。

　総義歯の構成要素は、人工歯部分と義歯床部分に分類されます。

　総義歯の維持は、患者さんの粘膜と義歯床内面の適合によってなされます。ゆえに、粘膜負担性義歯、ともいわれています。

● 総義歯の構成要素

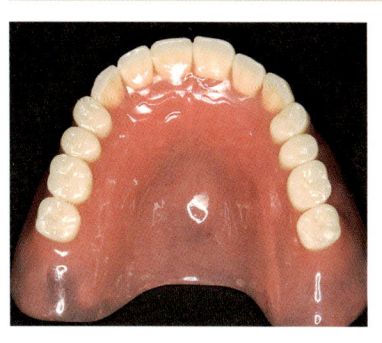

上顎総義歯咬合面観。ピンクの部分が義歯床部分、歯の形態をしているのが人工歯部分です。

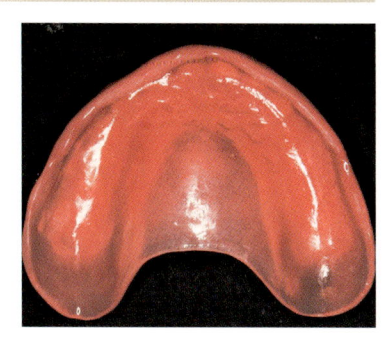

上顎総義歯内面観（義歯床部分）。下顎と比較すると床面積は大きいのがわかります。

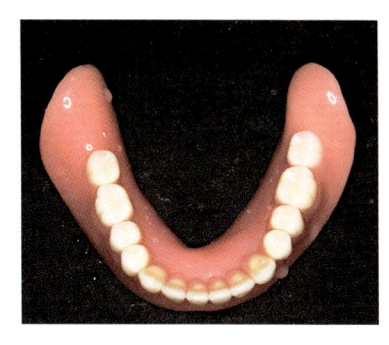

下顎総義歯咬合面観。ピンクの部分が義歯床部分、歯の形態をしているところが人工歯部分です。義歯を安定させるために、最後方人工歯の遠心辺縁隆線から義歯床後方縁端まで、約10mm程度、義歯床が必要になります。

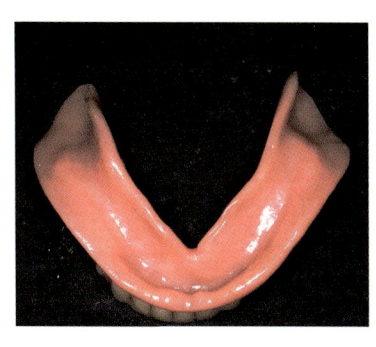

下顎総義歯の内面観。床面積は上顎に比較して小さく、大きな咬合圧が顎堤粘膜に加わるため、内面の適合精度が有利になります。

総義歯の「適合」のメカニズムを理解しよう

適合のメカニズム

総義歯は粘膜負担性義歯といわれるように、患者さんの粘膜と義歯床内面の適合精度によって、その機能に差が生じます。適合が良いと義歯が粘膜面にしっかりと吸着し、しっかりとした機能を発揮します。適合が悪いと、義歯が落ちる、緩いといった症状を患者さんが訴え、義歯は期待された機能を発揮しません。

部分床義歯のクラスプのような維持装置のない総義歯が口腔内で安定を保つためには、欠損部顎堤および歯肉頬移行部と義歯床がしっかり適合していることが求められます。さらに、義歯床内面と顎堤粘膜との間に唾液が必要になります。この適合と唾液の存在により吸着力が生まれ、総義歯は安定した機能を発揮します。

また顎堤粘膜内面の顎骨は、咬合平面に対してアンダーカット部が存在するため、そこに少し義歯床が入ることで、総義歯はより安定します。

● 総義歯の適合の差を、患者さんの粘膜で見てみました

適合状態の悪い総義歯を装着していたためか、切り傷のようなものが下顎の粘膜に見られます。

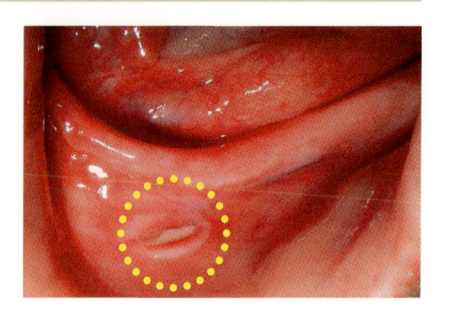

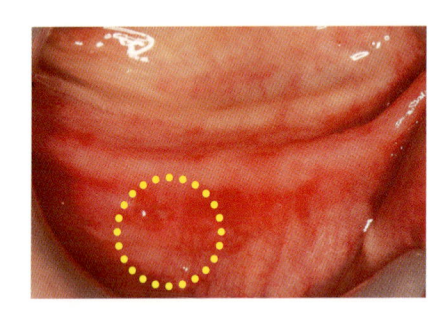

粘膜調整剤にて適合の改善を図ったところ、傷は消失して、正常な顎堤粘膜に回復しました。義歯の適合・不適合で、口腔内にこのような変化が見られます。

● 粘膜と義歯床内面の適合のメカニズム

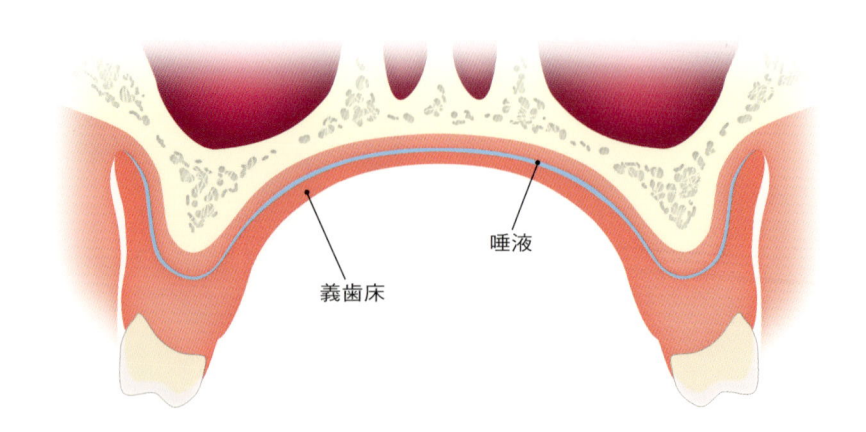

総義歯が安定するためには、欠損部顎堤および歯肉頬移行部に義歯床がぴったり適合すること、口腔粘膜と義歯床の間に唾液があることが必須条件です。

総義歯のバリエーション

上顎総義歯の義歯床には、フルプレート（全部被覆）タイプと、ホースシュータイプに代表される口蓋部分を被覆していないものとに分けることができます。

フルプレートタイプは、床の強度と吸着力には優れていますが、舌房の狭さや嘔吐反射の助長という欠点があります。

材料の違いでは、床用レジンのみを用いたもの（レジン床）と、金属と床用レジンの併用（金属床）の2種類あります。

なお下顎総義歯では、製作する材料の違い（レジン床と金属床）しかバリエーションはありません。近年では、義歯床内面に粘弾性レジンを用いたハイブリッドデンチャーも多く製作・使用されています。

● 総義歯のバリエーション

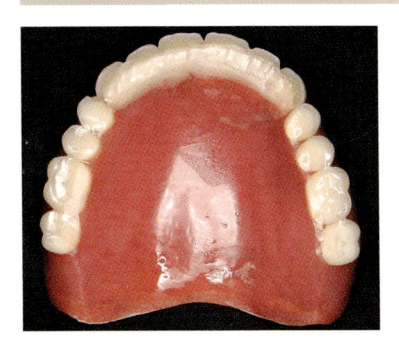

フルプレートタイプの上顎総義歯の一例。金属床の総義歯ですが、床の外面はレジンで覆われています。

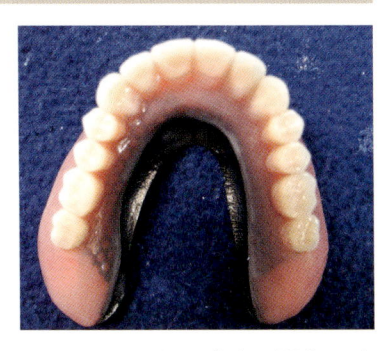

ホースシュータイプ（馬蹄型）の金属床総義歯。この義歯は口蓋隆起のある患者さんに装着されています。

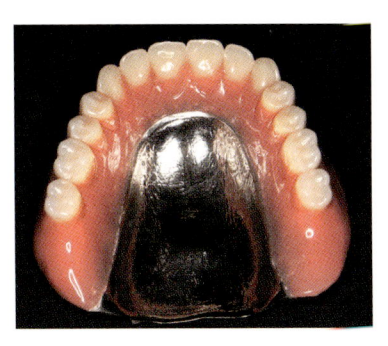

フルプレートタイプの上顎総義歯。金属床が付与されたタイプの一例。

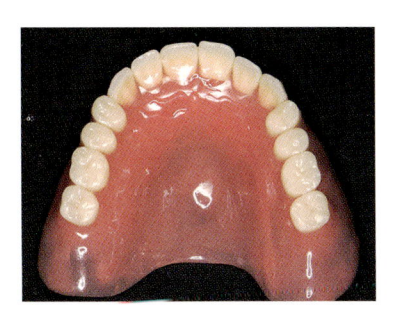

フルプレートタイプの上顎総義歯。レジン床のみで製作されたタイプの一例。

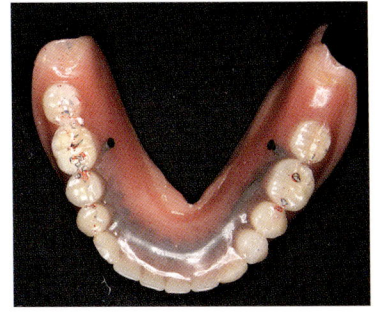

下顎総義歯で、金属床が用いられているタイプの一例。

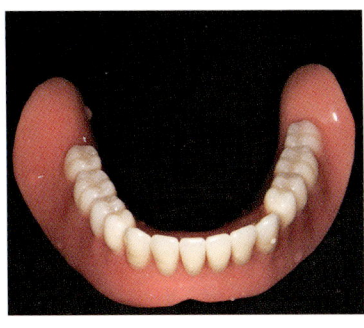

下顎総義歯で、レジン床が用いられているタイプの一例。

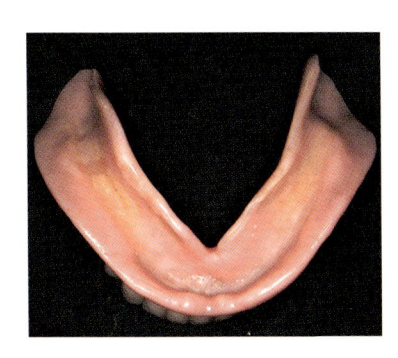

下顎総義歯の内面に粘弾性レジンを貼付したハイブリッドデンチャーの一例。

総義歯装着患者さんの咬合様式

　総義歯を装着している患者さんの咬合様式は、フルバランスドオクルージョンが多く採用されてきました。

　近年では、リンガライズドオクルージョンやバッカライズドオクルージョンも採用されています。

　総義歯を装着した患者さんの咬合様式がどのようになっているか、どのような咀嚼運動が設定されているかを理解しておくことで、メインテナンス時にしっかりと機能しているか、ちゃんと噛めているか、といったことも見えてくることでしょう。

● フルバランスドオクルージョン

　個々の人工歯に咬合小面があります。側方運動時に、上下顎人工歯の咬合小面が、お互いを阻害することなくスムーズに動くように設計されています。

　作業側でも平衡側でも歯の接触・滑走が生じます。上下顎、すべての歯が同時に接触するのが特徴です。

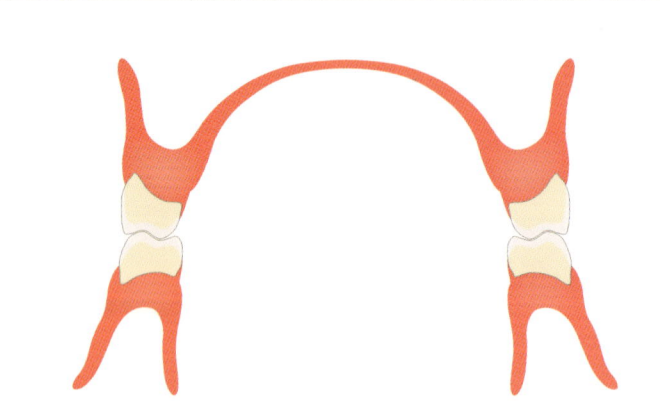

● リンガライズドオクルージョン

　上顎の機能咬頭が、下顎の中心窩に垂直に咬合するように、人工歯が配列されています。

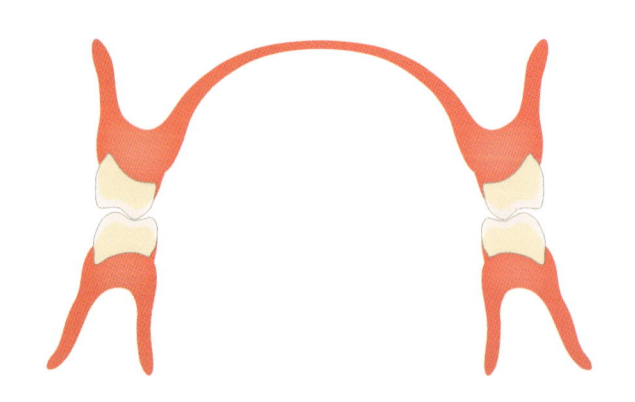

● バッカライズドオクルージョン

　上顎の頬側咬頭が下顎の中心窩に垂直に咬合するように配列されています（反対咬合になります）。

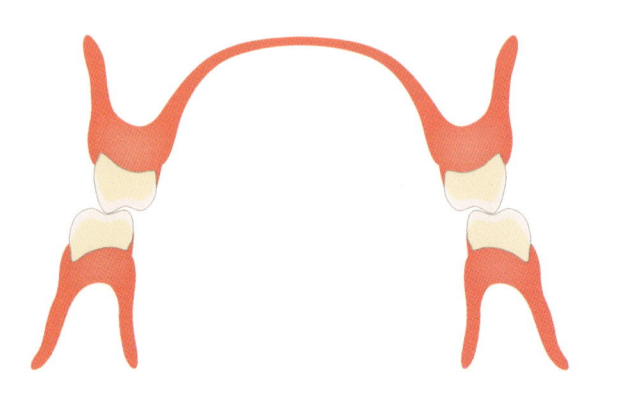

2

必ずマスターしておきたい義歯製作のベーシックアシスタントワーク

チェア導入時に行うこと①
～義歯をすでに装着している患者さんの場合～

歯科衛生士として、まずどこに着眼すべき？

　部分床義歯の患者さんでも総義歯の患者さんでも、共通のこととしてまず行わねばならないことは、「現在使用している義歯の調子はどうか」といった使いごこちを確認して、歯科医師に伝えることです。

　次に、その義歯を口腔内から外していただいて、洗浄します。

　このときの義歯の洗浄は、ただ単に義歯をきれいにするのではありません。義歯をよく観察することが大切です。義歯の清掃状態はどうか、義歯が壊れていないか、などをしっかり確認します。義歯がとても汚れていると感じたら、患者さんに義歯のどの部分が洗浄不足なのか、どのようにしたらきれいに洗浄できるのか、清掃の意義を説明しましょう。たとえ無歯顎で総義歯の患者さんであっても、TBIの必要があります。

　さらに、口腔粘膜や維持歯の状態も確認します。維持歯の清掃状態はもちろん、顎堤粘膜に傷がないか、う蝕や歯周病に罹患していないかなど、しっかり確認します。清掃不良な場合は、TBIやプロフェッショナルケアを行います。

粘膜や維持歯へのプロフェッショナルケアについては　☞第3部
義歯に対してのプロフェッショナルクリーニングについては　☞第4部

● 確認すること　その①　「入れ歯の調子はいかがですか？」　患者さんに使いごこちを確認します

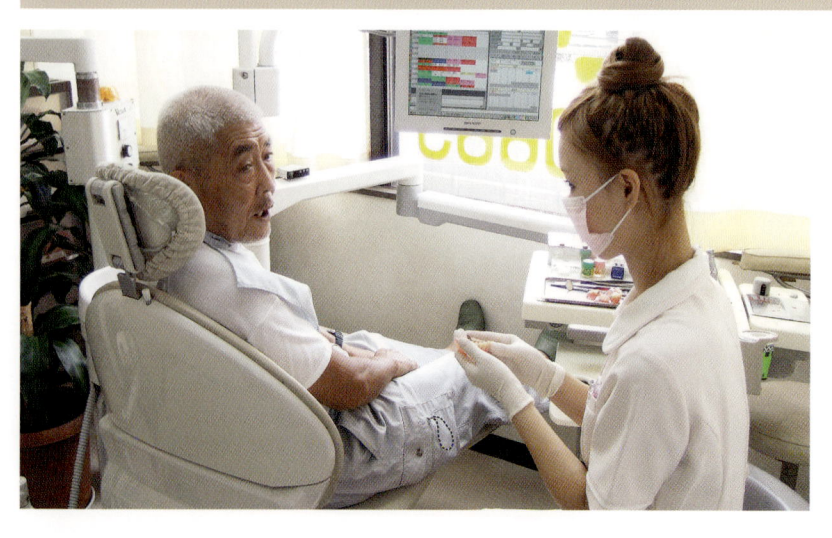

使いごこちで確認したい項目
- 噛んだときに痛みはないか？
- 入れ歯が使用時に落ちないか？
- 発音は大丈夫か？
- 噛むとガタガタ動かないか？
- においはしないか？（レジンのにおい、有機溶媒のにおいなど）

● 確認すること　その② 　義歯の汚れの状況を確認します

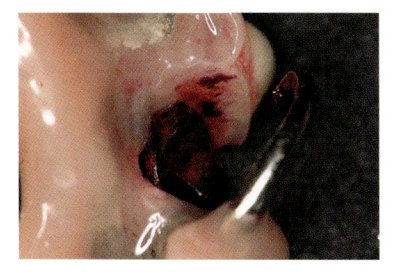

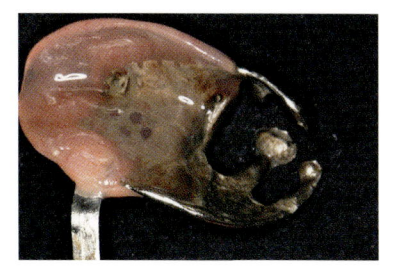

義歯内面、維持装置の内面に汚れが沈着しています。こういった汚れから、日常の清掃不足を予測する必要があります。

義歯の汚れやすいところ
- 維持装置の内面（クラスプの内面）
- レストの内面
- コーヌスクローネンテレスコープの外冠内面
- アタッチメントのメール、フィメール部分
- 義歯床内面
- 義歯人工歯部の歯頸部

● 確認すること　その③ 　義歯が壊れていないか確認します

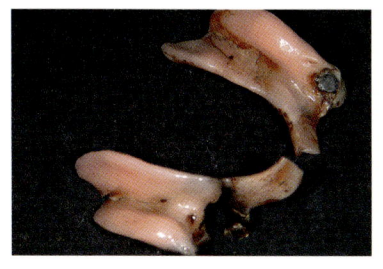

故障の一例。下顎のリンガルバー部分が破折しています。内面を観察してみると汚れが確認できます。この汚れの状況から、適合精度が悪くなっていることが想像できます。

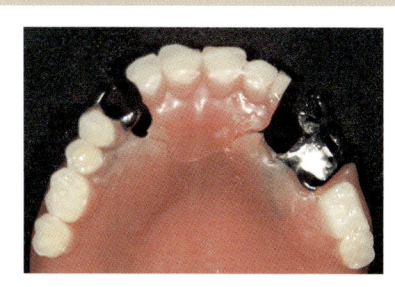

故障の一例。上顎前歯のパラタルプレートから出ている部分が破損しています。前歯人工歯舌側部を確認すると、咀嚼時に前歯部を多く使用している傾向の咬耗が確認できます。

壊れやすい義歯のパーツ
- メジャーコネクター（特に下顎レジン床で両側遊離端義歯）
- 人工歯部の脱落
- 維持装置（クラスプなど）の開きや変形（維持歯に適合していない）
- 上顎義歯の前歯部の破折
- 義歯床の端（欠けていることがある）

● 確認すること　その④ 　粘膜の状態を確認します

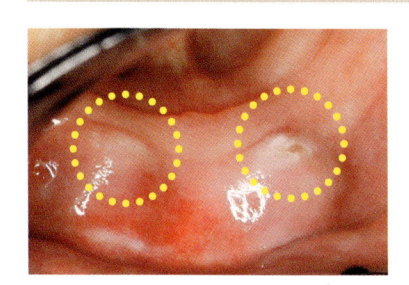

粘膜の傷の一例。下顎の前歯部歯槽頂にこすれ傷が見られます。

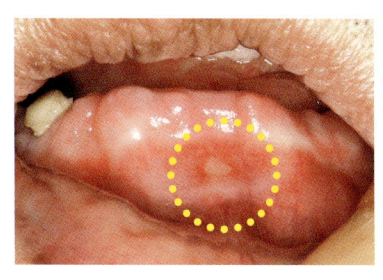

粘膜の傷の一例。下顎前歯部頬側部に傷が確認できます。

粘膜の状況で確認したい項目
- 欠損部顎堤に傷はないか？
- どこに（歯肉頬移行部、顎堤部）、どのような（こすったような、切ったような）傷があるか？
- 舌に傷はないか？（こすれたような、切れたような）
- 口内炎（孤立性アフタなど）はないか？

これでバッチリ！　義歯製作のアシスタントワーク

● 確認すること　その⑤　維持歯の状態を確認します

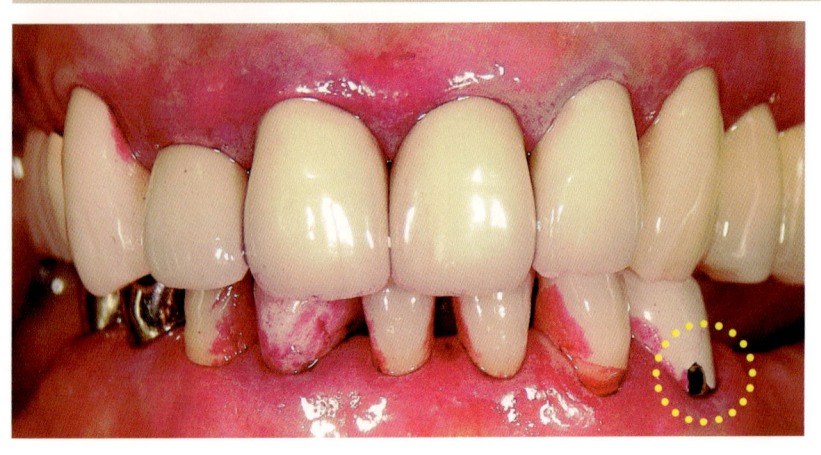

バーチップの接する部分（黄色○）の汚れは少ないですが、歯頸部付近は両側ともにプラークが付着しています。

維持歯の状況で確認したい項目
- 維持歯の周辺に歯肉の炎症や腫脹・発赤はないか？
- 維持歯の周辺にプラークの付着はないか？
- 清掃が確実に行えているか？（プラークの付着だけでなく、歯ブラシで歯肉に傷がついていないがどうかもチェック！）
- 維持歯に接している維持装置の汚れ具合はどうか？

義歯の汚れ（デンチャープラーク）の正体は

デンタル・バイオフィルム

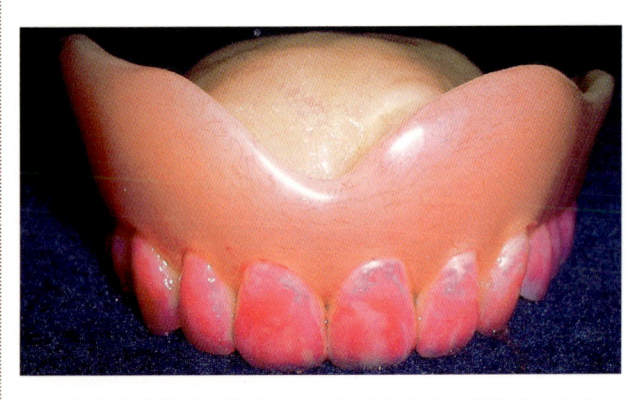

毎日義歯洗浄剤を使用している患者さんの総義歯を染色してみました。義歯洗浄剤のみで清掃が十分というイメージが患者さんにはあるようで、「洗浄剤に毎日入れています」という人が多くみられます。しかし機械的な清掃を行わないと、プラークは除去できません。

　義歯に付着しているデンタル・バイオフィルムは、基本的に歯に付着するプラークと変わりはありません。ムコ多糖類の膜を形成して、その中に毒素を含んでいることなど、すべて同じです。しかし、義歯におけるデンタル・バイオフィルムで特徴的なことがあります。このプラークを義歯に付着させたままでいると、高齢者においては誤嚥性肺炎の原因にもなるということです。つまり、口腔内がいくらきれいでも、義歯が汚れていれば意味がないのです。
　デンチャープラークによってカンジダ菌が繁殖し、口腔内カンジダ症になることも、よく見られます。

汚れが付着しやすいところは、こんなところ……

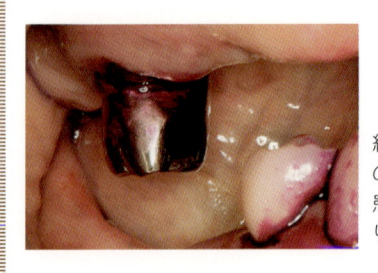

クラスプは複雑な形態をしているため、手が不自由な高齢者では、どうしても清掃が不十分になりがちです。

維持歯のプラークは、う蝕や歯周炎の発症につながります。歯周病に罹患すると、維持歯の動揺が大きくなり、義歯の維持が不可能になります。

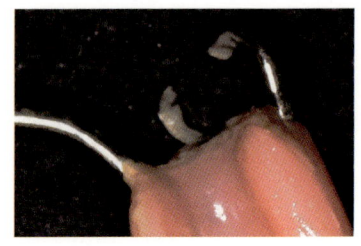

第2部 必ずマスターしておきたい義歯製作のベーシックアシスタントワーク

チェア導入時に行うこと②
～義歯をはじめて装着する患者さんの場合～

伝えておかなければならないことは？

　義歯をはじめて装着する患者さんに、装着当日に伝えなければならないことは、

① 義歯はブリッジやクラウンとは異なり、取り外しをしなければならないこと
② 違和感がかなりあること
③ 義歯を装着しなければ、残存諸組織に変化が生じてしまうこと（義歯を使用しなくても食事ができる状況でも、欠損部の対合歯が挺出してしまう、欠損部両隣在歯が傾斜してしまう、咬合時の咀嚼筋群がアンバランスになるなど）
④ 義歯は道具であって自分の歯ではないということ（よって上手に使いこなさなければならないこと）
⑤ 義歯を入れたら治療が終了ではなく、入れた瞬間からメインテナンスが必要となること
⑥ 生体は日々変化するため、義歯を調整し変化に合わせていかなければならないこと

などがあります。
　「これまでの自分の歯とはまったく異なる、義歯との新しい生活が始まる」ということをしっかりと伝えることが重要です。

● はじめて義歯を装着する患者さんには、装着予定になる義歯などを例示しながら説明するとわかりやすい

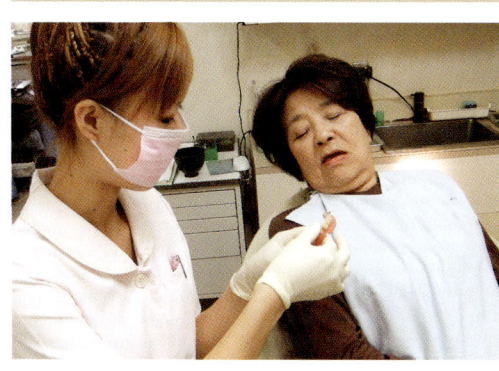

クラスプデンチャーを装着する患者さんならば、そのクラスプの特徴と清掃性の悪さ、着脱方法などを説明します。また着脱時にはどこを持って行うか、なども大切な説明ポイントです。

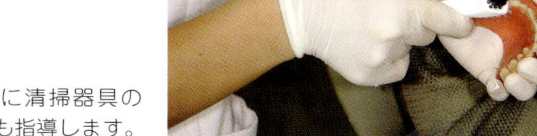

患者さんに清掃器具の使用方法も指導します。

これでバッチリ！ 義歯製作のアシスタントワーク

● はじめて義歯を装着する患者さんに伝えておきたい項目の例

【装着感について、伝えておきたいこと】
- □ はじめは違和感がある
- □ 口の中で義歯が大きく感じることがある
- □ 発音がしにくくなる

【義歯の清掃のしかたについて、伝えておきたいこと】
- □ 清掃は義歯用ブラシを用いるが、必ず手のひらの上に義歯をおいて行う
- □ 清掃中、義歯を落としても大丈夫なように、下に水を溜めるか、ぬれタオルをおく
- □ 中性洗剤を用いて清掃すると、義歯に傷をつけることなくきれいに清掃できる

【維持歯の清掃のしかたについて、伝えておきたいこと】
- □ 歯をひと回りするように磨くこと
- □ 小さめの歯ブラシを用いて細かいストロークで磨く
- □ 単独歯の場合、注意深く磨かないと、歯肉までブラシの毛先が届きにくいことがある

【粘膜の清掃のしかたについて、伝えておきたいこと】
- □ 粘膜清掃用スポンジで頬粘膜や口腔前庭をぬぐうようにする
- □ 舌ブラシで舌もブラッシングするとよい
- □ 含嗽薬を使用したほうがいい場合もある

【メインテナンスの必要性について、伝えておきたいこと】
- □ 義歯が入ってからも、少なくとも3ヵ月おきには定期的にメインテナンスを受診すべき
- □ 咬合状態、つまりしっかり噛めるか否かのチェックが欠かせない
- □ 維持歯や粘膜の健康状態の確認のためにも、清掃状態のチェックが欠かせない
- □ 義歯を快適に使うために、義歯床と欠損部顎堤の適合状態のチェックが欠かせない

【その他、伝えておきたいこと】
- □ その患者さんが装着した義歯の着脱方法について
- □ 寝るときには、義歯を口腔内から外し、水中につけておく

おおまかな義歯の種類に合わせて、それぞれの注意書きをまとめたプリントなどを用意して、患者さんにお持ち帰りいただくのもいいでしょう。

第2部　必ずマスターしておきたい義歯製作のベーシックアシスタントワーク

印象採得のアシスタントワークに必要な知識と技術・1
義歯アシスタントワーク時に準備するもの

印象採得時に準備するもの

アルジネート印象採得時に準備するもの

- アルジネート印象材
  分量は使用する印象材の取扱説明書に従うこと
- 水
  分量は使用する印象材の取扱説明書に従うこと
- スパチュラ（使用するトレーによって大小用意する）
- トレー（写真は既製トレー）
- 必要があれば、ユーティリティーワックス

● アルジネート印象採得時の準備

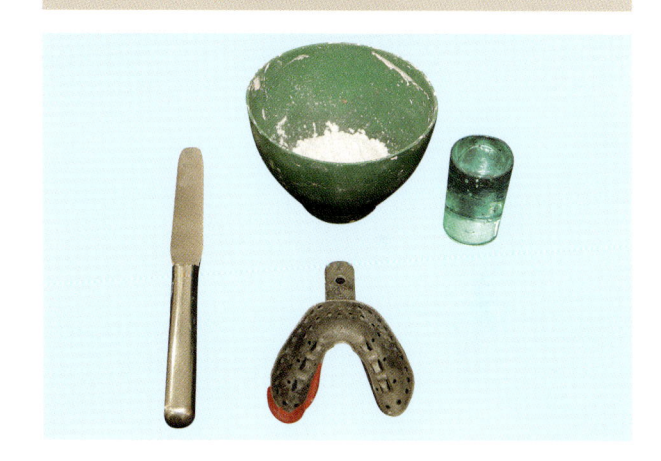

コンパウンド印象採得時に準備するもの

- コンパウンド印象材軟化用の熱いお湯（ラバーボウルに入れて準備）
- トレーのトリミング用の金鋏ばさみ
- 金やすり
- トレー（写真は既製トレー）
- スタンプバー

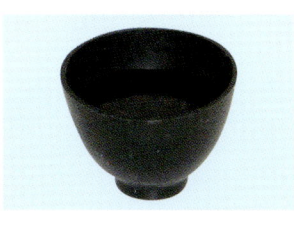

● コンパウンド印象採得時の準備

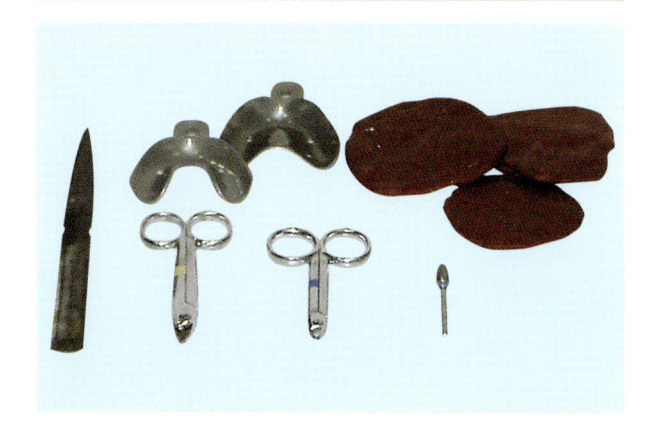

コンパウンド印象材軟化用の熱湯の取り扱いには十分に注意しましょう。

33

これでバッチリ！　義歯製作のアシスタントワーク

シリコーン印象採得時に準備するもの

【インジェクションタイプを使用するとき】
- シリコーン印象材（インジェクションタイプ）
- 紙練板
- スパチュラ（使用するトレーによって大小用意する）
- トレー（写真は既製トレー）

●シリコーン印象採得時の準備①　インジェクションタイプ

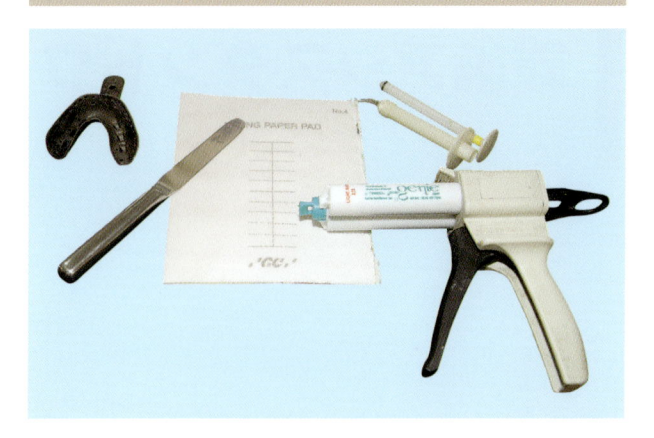

【パテタイプを使用するとき】
- シリコーン印象材（パテタイプ）
- トレー（写真は既製トレー）
- 専用グローブ（なければ素手）

●シリコーン印象採得時の準備②　パテタイプ

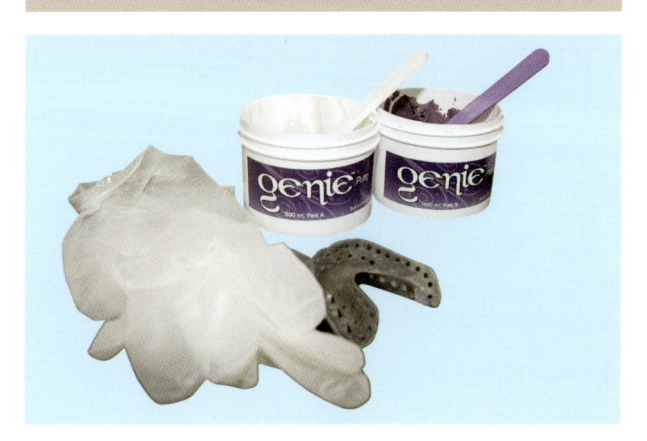

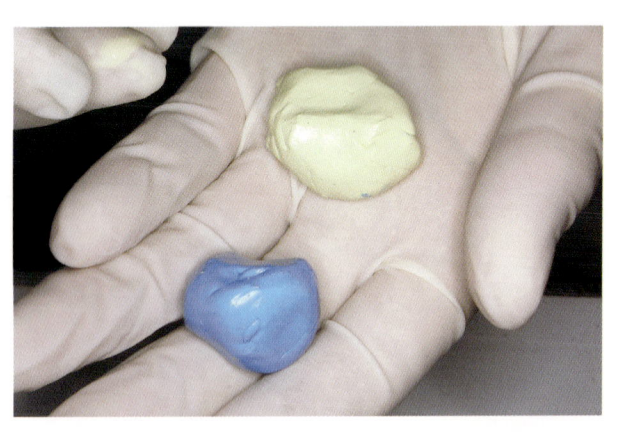

シリコーン印象材は、ラテックスグローブのパウダーによって硬化が妨げられるため、パテタイプの印象材を使用する際には、専用のグローブを必ず使用します。同量の印象材を手に取ります。

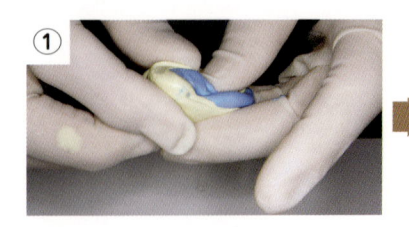

① 指でていねいに混ぜ合わせます。

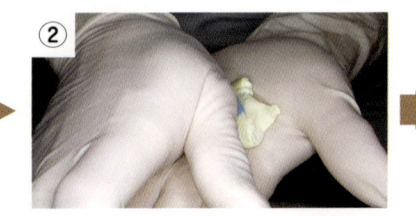

② ある程度混ぜた後、手のひらの腹を使って力を入れて完全に混ざるようにします。

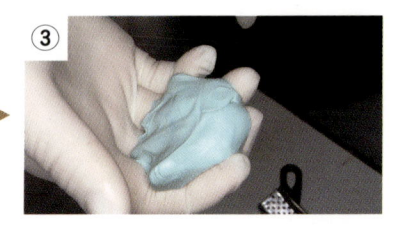

③ トレーに盛ることができる状態です。

34

印象採得のアシスタントワークに必要な知識と技術・2
印象採得の2つの目的を知ろう

印象採得には、
・研究模型用の概形印象採得
・作業模型用の機能印象採得
の2種類があります。このうち概形印象採得は歯科衛生士でも行える印象採得です。
本書では、主に機能印象採得時のアシスタントワークについて解説します。

● 2つの印象採得～その目的とアシスタントワーク～

概形印象採得
研究用模型作製のための印象採得

Dr. / DH
① 印象材練和
② 既製トレーを使用
③ 印象採得
④ 口腔内から取り出す
⑤ 洗浄
⑥ 石膏注入

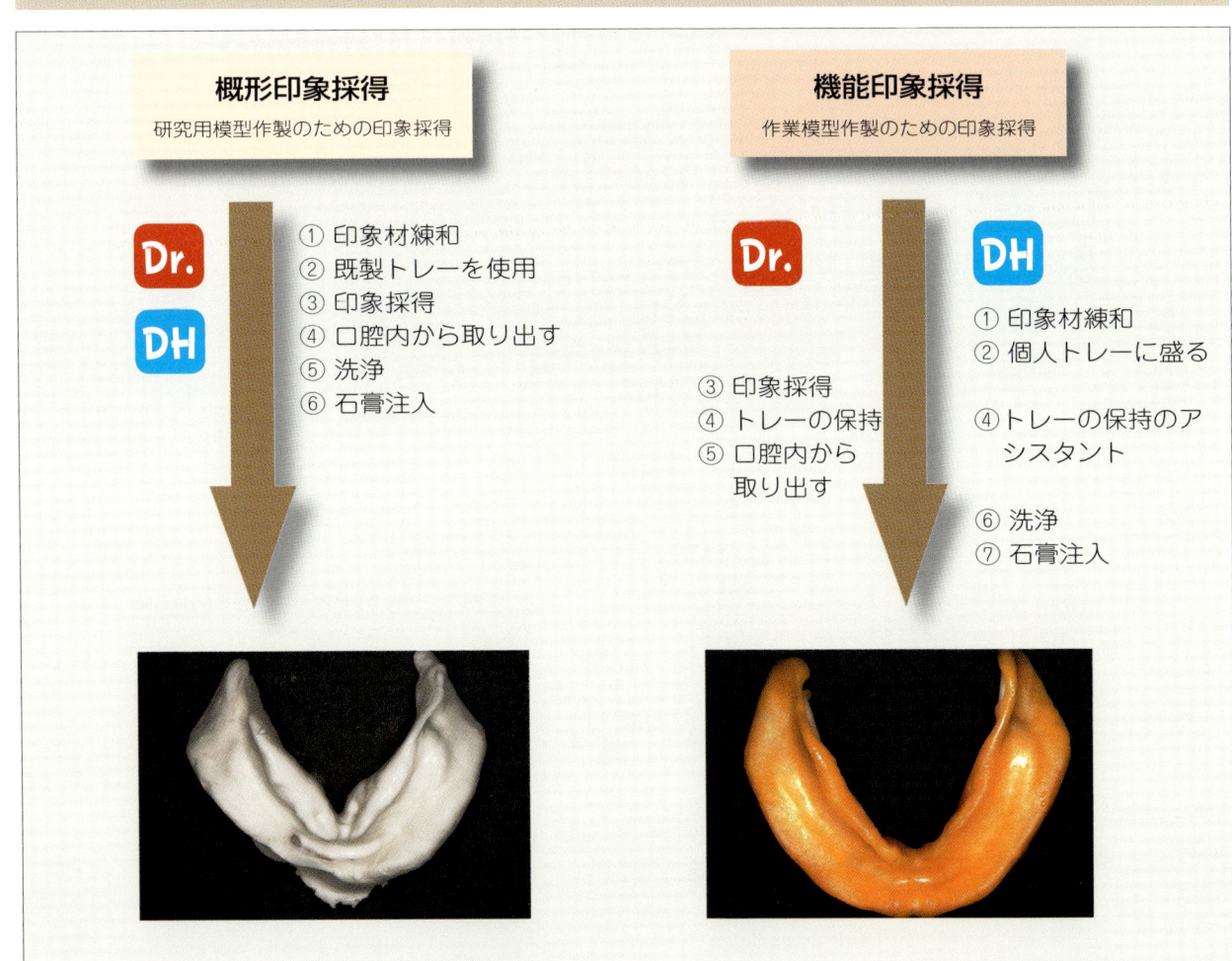

機能印象採得
作業模型作製のための印象採得

Dr.
③ 印象採得
④ トレーの保持
⑤ 口腔内から取り出す

DH
① 印象材練和
② 個人トレーに盛る
④ トレーの保持のアシスタント
⑥ 洗浄
⑦ 石膏注入

印象採得のアシスタントワークに必要な知識と技術・3
印象材の取り扱いかた

● 印象材選択の早見表〜製作する義歯によって、印象材は使い分けられています〜

アルジネート印象材
- 研究用模型
- 対合歯の製作
- 個人トレー用の印象採得
- インレー・クラウン・ブリッジ
- 部分床義歯の印象採得
- 総義歯の概形印象採得
- 総義歯の印象採得
- 部分床義歯の精密印象

コンパウンド印象材　　**シリコーン印象材**

アルジネート印象材の取り扱いかた

アルジネート印象材は、とても簡便で安価な印象材で、主に研究用模型や対合歯の印象採得時に用います。

アルジネート印象材を使用する場合は、混水比をじゃっかん低めにして、流れ（フロー）が悪い状態にしておきます（ただしアルフレックスデンチャー（ニッシン製）のように、義歯印象採得専用の印象材では、指定された混水比で使用します）。

練和は、手練では気泡を含まないよう十分に練るようにします。練和器を使用すると、ツヤのある練和が可能です。

印象採得後は、アルジネートの固定液につけて、反応を終了させておく必要があります。

● アルジネート印象材で採得された印象の利点と欠点

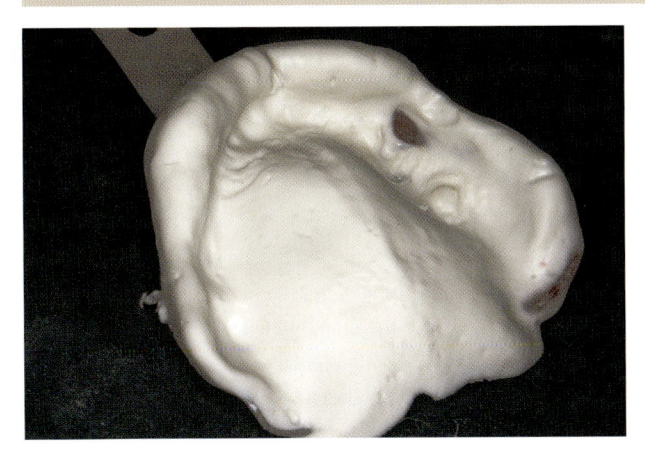

アルジネート印象材の利点としては、概形の採得が容易に行えることです。

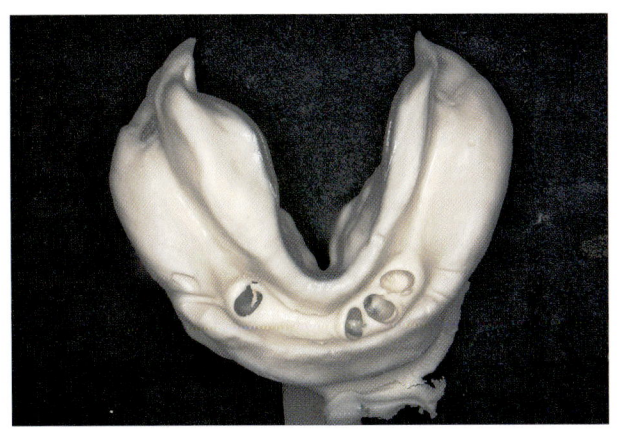

アルジネート印象材の欠点は、主に既製トレーを使用するため、下顎舌側部のようにアンダーカットの多い部分には印象材が十分に入り込まないことです。

● アルジネート印象材を使用して採得されるもの

どんなときにアルジネート印象材を使用する？
- 総義歯の概形印象
- コンパウンド印象材との連合印象
- 対合歯の印象採得
- 部分床義歯の研究用模型製作用印象採得

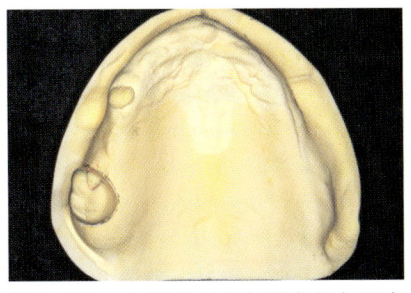

アルジネート印象材で採得された研究用模型（スタディモデル）。この模型から、個人トレーを製作します。

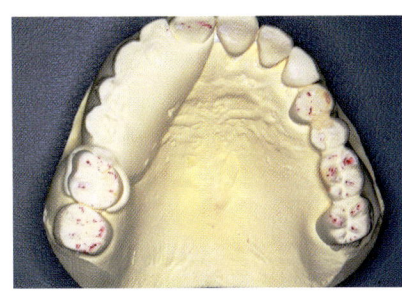

対合歯を製作するために使用することも多いです。

これでバッチリ！　義歯製作のアシスタントワーク

● アルジネート印象材の取り扱いかたダイジェスト（練和器を用いる場合）

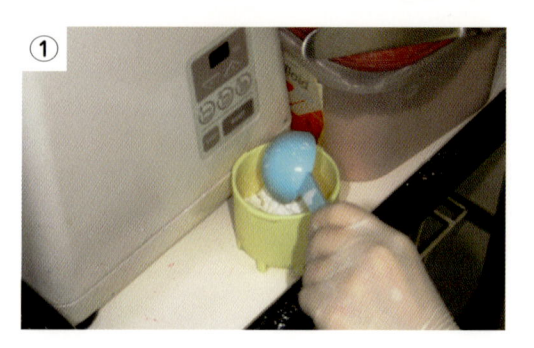

① 軽量カップにて必要な分量のみ、アルジネート印象材の粉を準備します。

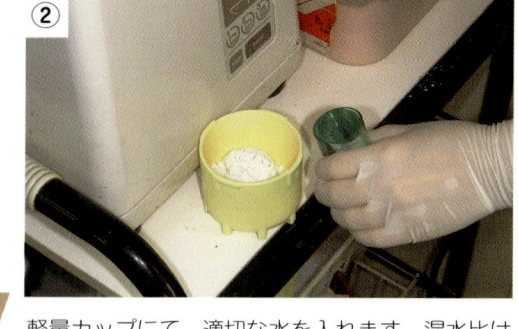

② 軽量カップにて、適切な水を入れます。混水比はメーカー指定どおりにします。

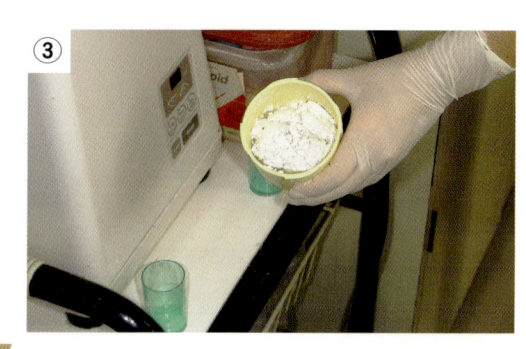

③ 粉と水を混和した状態。この状態で練和器にセットします。

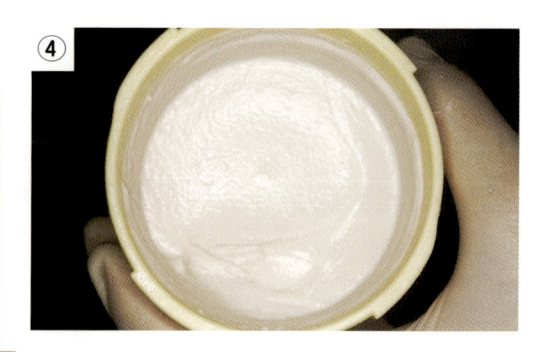

④ 練和器から出てきた状態。

⑤ すばやくトレーに盛ります。

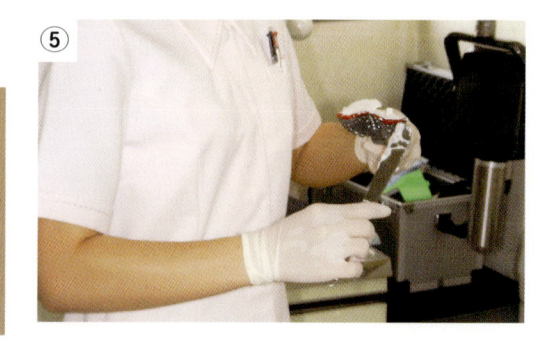

⑥ トレーに盛り上げられたアルジネート印象材。理想的な粘調度はやや硬め。

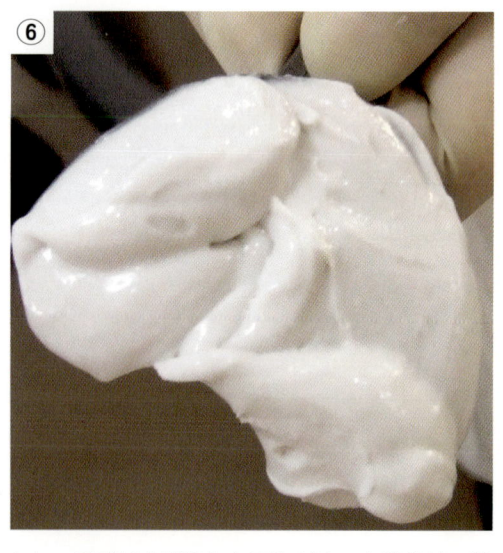

⑦ アルジネート印象材で採得された印象面の例。

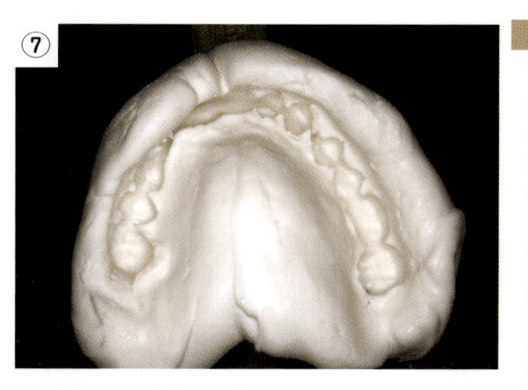

※手練での行い方は P48 参照

コンパウンド印象材の取り扱いかた

コンパウンド印象材は、熱可逆性（硬化後に熱を加えると再び軟らかくなる）の印象材で、総義歯の印象採得時に使用することも多い印象材です。

コンパウンド印象剤を使用する際には、あらかじめ大きなラバーボールに熱湯を注ぎ、小さく割ったコンパウンド印象材をぬれたガーゼで包んでお湯の中につけて軟化させます。

練和は、温めたコンパウンド印象材から気泡を抜きながら、手でこねるように行います。

● コンパウンド印象材で採得された印象の特徴

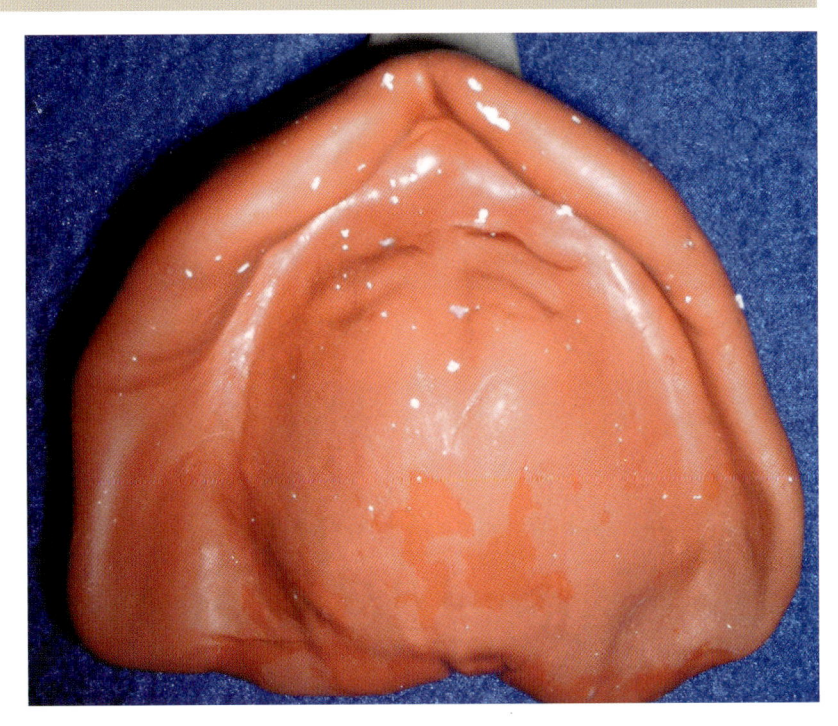

コンパウンド印象材の特徴は熱可逆性なので、印象が足りないところも後で足すことができます。弾性がほとんどないため、アンダーカットの再現が不可能というデメリットがあります。

● コンパウンド印象材を使用して採得されるもの

どんなときにコンパウンド印象材を使用する？
- 総義歯の概形印象採得
- 患者さんの嘔吐反射が強いとき
- 要介護高齢者の患者さんの印象を採得するとき

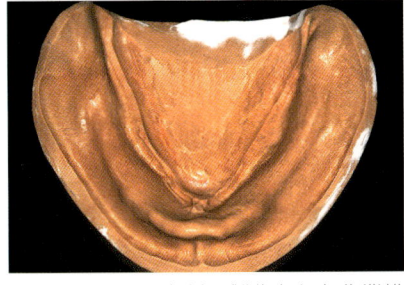

コンパウンド印象材で製作された作業模型。本印象としても使用できます。

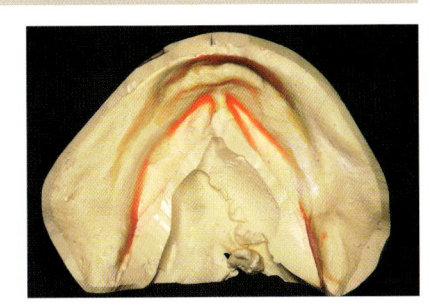

コンパウンド印象材で製作された、アルタードキャストを行うための咬合床製作用模型。

これでバッチリ！ 義歯製作のアシスタントワーク

● コンパウンド印象材の取り扱いかたダイジェスト

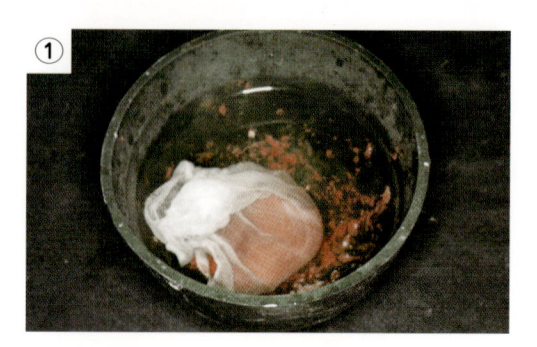

①　あらかじめお湯の中で軟化させます。

②　粘調度は、スーッと伸ばして垂れない程度が最適です。

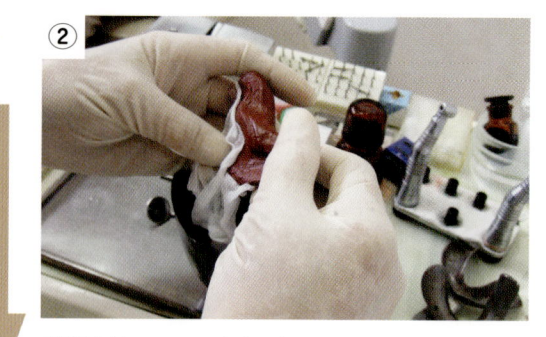

③　使用するトレーを用意します。

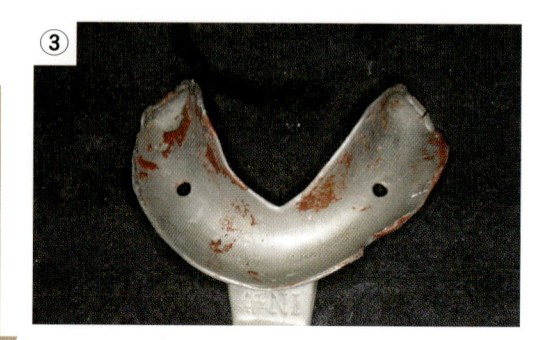

④　トレー上に、採得する印象面に近い形に盛り付けます。

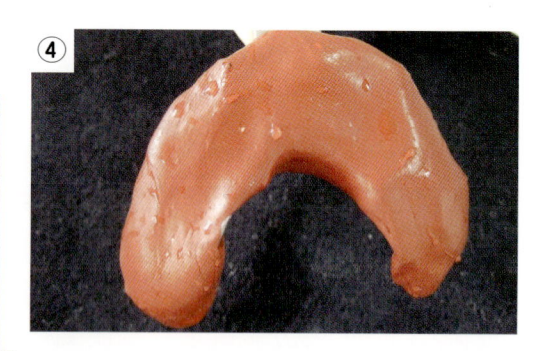

⑤　トレーの裏側にもしっかり印象材を伸ばし、術者に渡します。

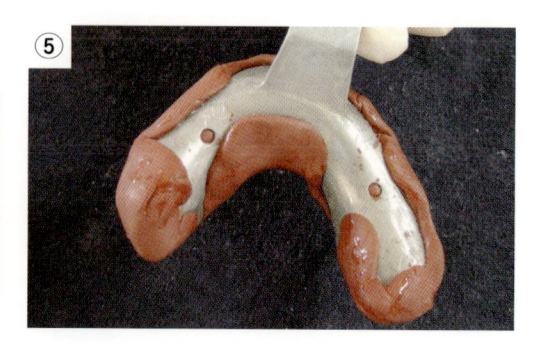

⑥　口腔内から外した印象面。きれいに水洗し、唾液を除去します。

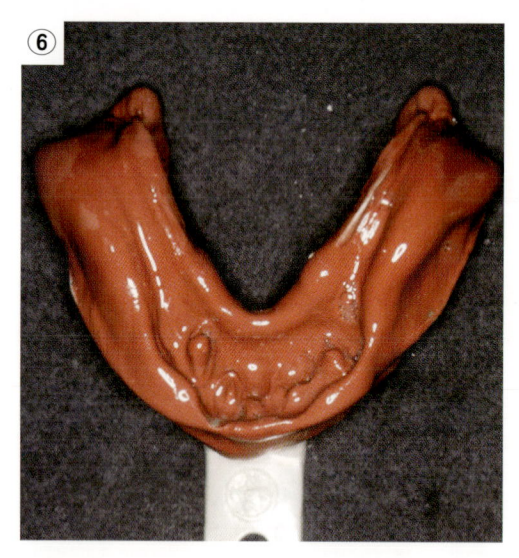

⑦　石膏を注ぐ前の印象面の例。

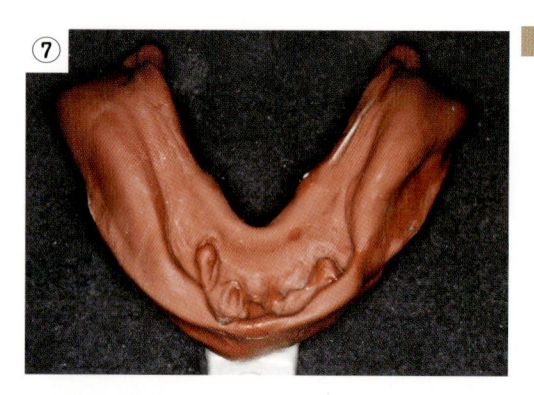

シリコーン印象材の取り扱いかた

シリコーン印象材は、精密に被印象物の形を再現するための印象採得時に用います。

インジェクションタイプを使用する際には、紙練板にキャタリストとベースを設定どおりの割合で出し、スパチュラ全体を用いて均一に気泡を抜きながらすばやく練和します。

パテタイプを使用する場合は、専用のグローブを装着した手のひらでしっかりと練りこんでトレーに盛りつけます。

● シリコーン印象材で採得された印象の特徴

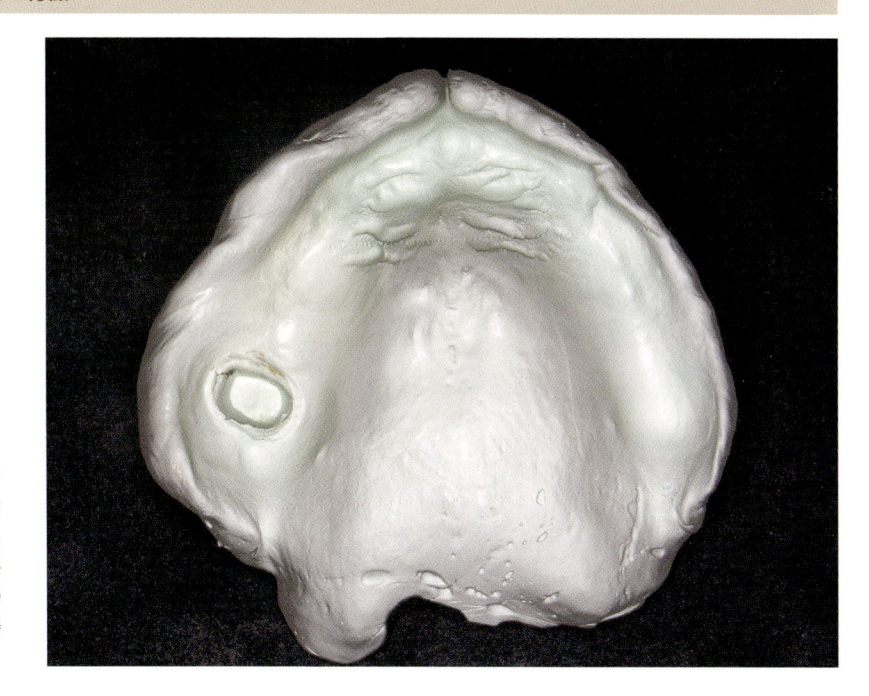

シリコーン印象材の特徴は粘膜のシワ1本1本まで、きちんと再現できるほど精密な印象が採得できることです。ゆえに、硬組織の印象には最適な材料です。弾性に富んでいるため、多少のアンダーカットがあっても、印象採得が可能です。

● シリコーン印象材を使用して採得されるもの

どんなときにシリコーン印象材を使用する？

- 内冠のトランスファーコーピング時
- 部分床義歯、総義歯の機能印象採得
- クラウン、ブリッジなどの精密印象（個人トレーを併用）

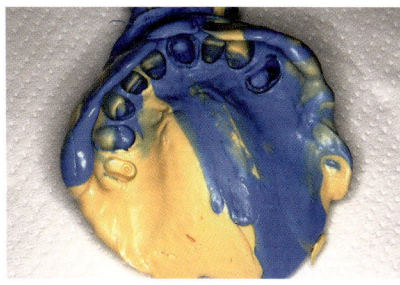

ブリッジなど寸法精度を必要とする補綴物の場合には、面精度や寸法精度の高いシリコーン印象材を使用します。写真はパテタイプとインジェクションタイプの連合印象例です。

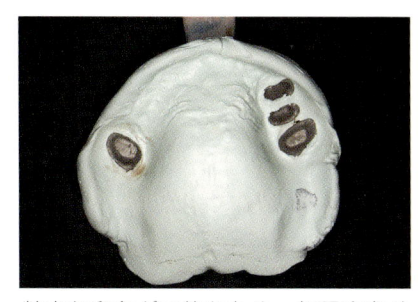

精密な印象が可能なため、加圧印象や内冠のトランスファーコーピングの製作時に使用します。

これでバッチリ！　義歯製作のアシスタントワーク

● シリコーン印象材の取り扱いかたダイジェスト　（インジェクションタイプの場合）

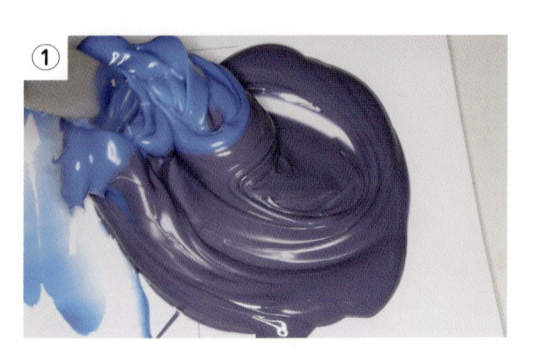

① キャタリストとベースを指定の割合で出します。

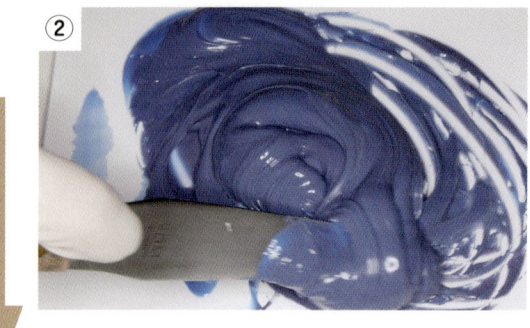

② スパチュラで均等に混和します。

③ スパチュラ全面を使って、よく混和していきます。シリコーンを薄く伸ばしながら、気泡を抜きます。

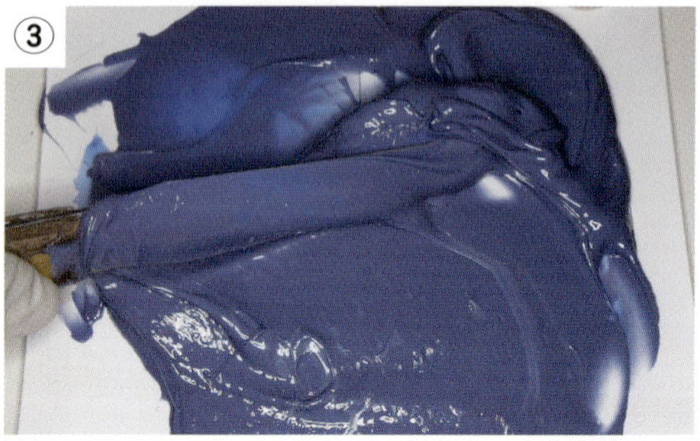

④ 小さいスパチュラに持ち変え、個人トレーの深い部分から徐々に印象材を盛り上げていきます。

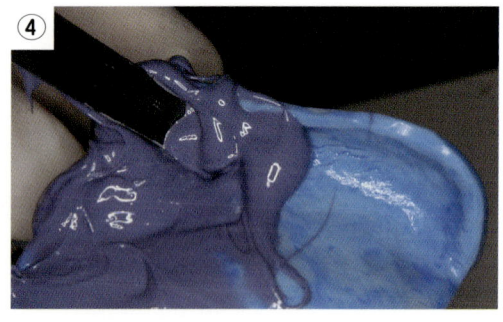

⑤ トレーの深い部分に盛り上げたところ。

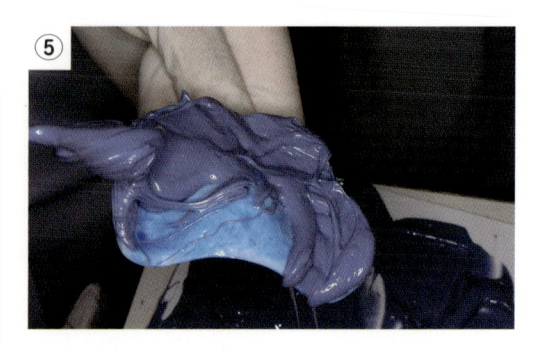

⑥ トレー全体および外部にも、シリコーン印象材を盛り上げていきます。

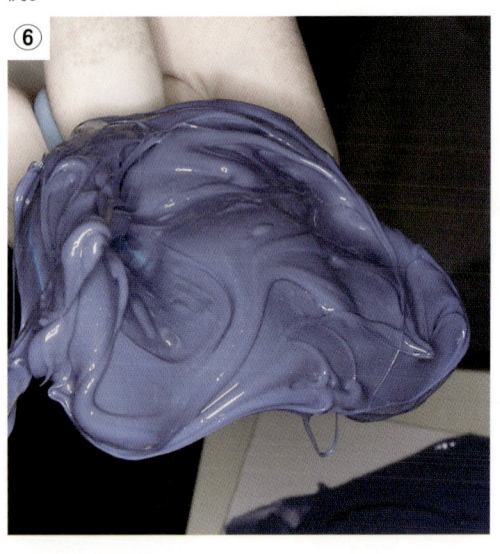

⑦ 印象採得終了時のシリコーン印象材の印象面の例。

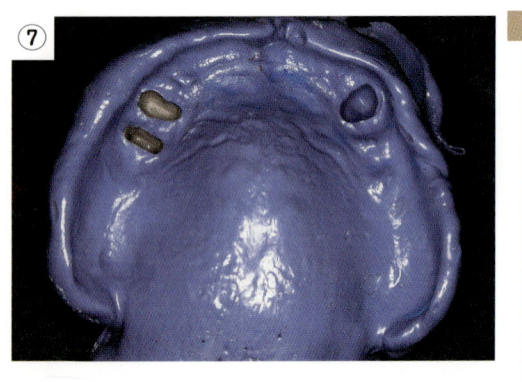

42

2種の印象材を用いる連合印象

より正確で、面精度のよい印象を採得するために、2種類の印象材を用いる連合印象を行うことがあります。

たとえば、ヘビーボディタイプ（パテタイプ）のシリコーン印象材で一次印象を行い、その後インジェクションタイプのシリコーン印象材を使用して二次印象を行う、といった印象採得方法です。

●連合印象のバリエーションの代表例

- アルジネート印象材＋寒天印象材
- コンパウンド印象材＋アルジネート印象材
- ヘビーボディタイプ（パテタイプ）のシリコーン印象材
  ＋インジェクションタイプのシリコーン印象材
- レギュラータイプのシリコーン印象材
  ＋インジェクションタイプのシリコーン印象材

●アルジネート印象材＋寒天印象材による連合印象例

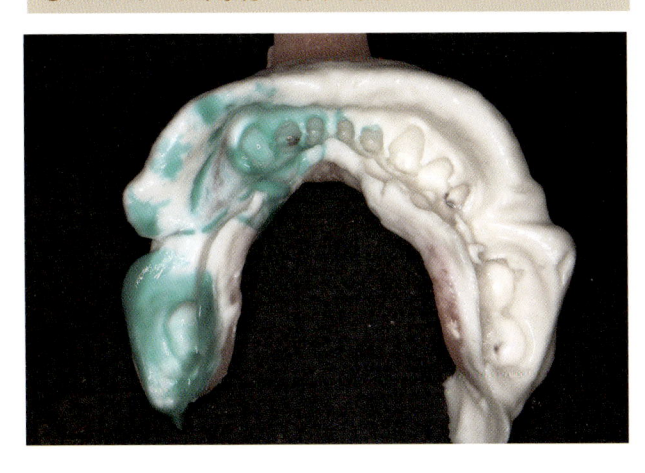

●コンパウンド印象材＋アルジネート印象材による連合印象例

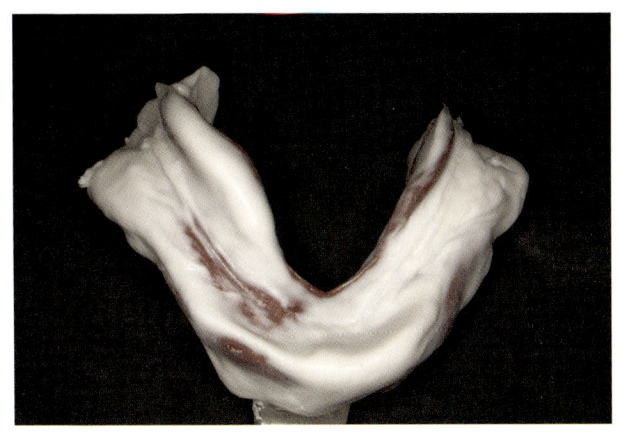

●2種のシリコーン印象材による連合印象例

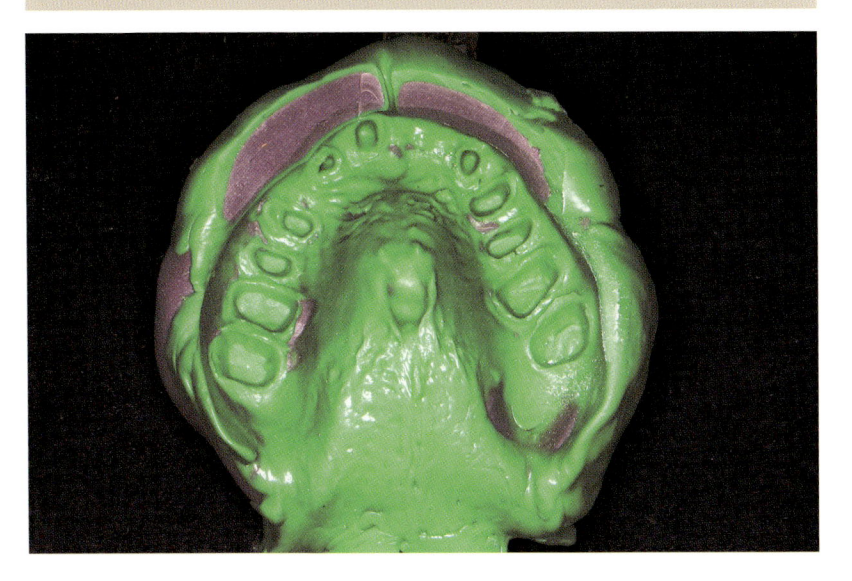

パテタイプとインジェクションタイプのシリコーン印象材による連合印象の例。

これでバッチリ！　義歯製作のアシスタントワーク

印象採得のアシスタントワークに必要な知識と技術・4
トレーの取り扱いかた

用途によって、トレーは大きく2種類に分類される

　トレーには、既製トレーと個人トレーの2種類があり、用途は異なります。

　既製トレーは、その名のとおり既製品で、義歯の印象などの採得には不適切ですが、概形印象やブリッジ、クラウンなど歯の印象採得には問題なく使用できます。

　個人トレーは、研究用模型から作られた、個々の患者さんの形態にならって製作されたトレーです。そのため、欠損部顎堤の外形も確実に採得でき、筋圧形成（可動域の境目の記録）などが容易に行うことができます。

● トレーの使い分け

概形印象採得および歯の印象採得

既製トレーを使用

既製トレーは、その名のとおり既製品であるため、さまざまなサイズがあります。また、患者さんの口腔内に合わせて加工もできます。

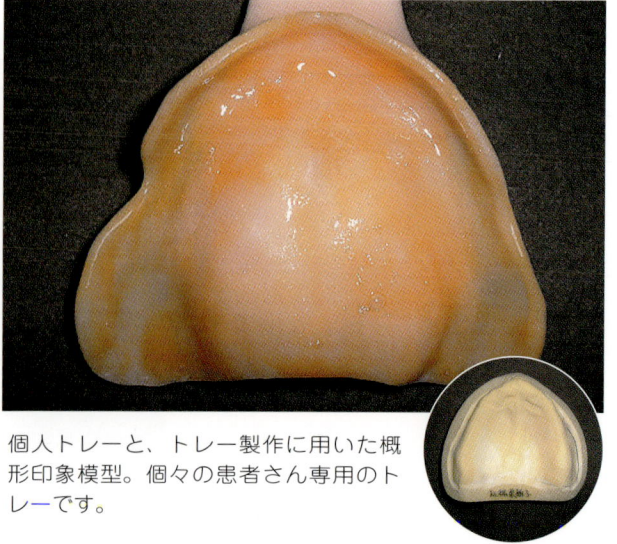

機能印象採得

個人トレーを使用

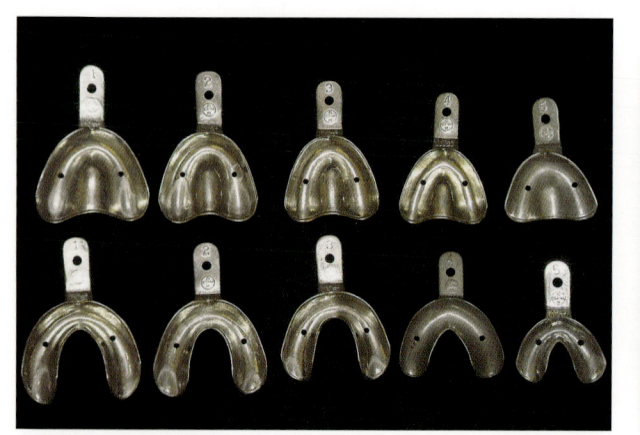

個人トレーと、トレー製作に用いた概形印象模型。個々の患者さん専用のトレーです。

44

既製トレーはどんなトレー？

既製トレーの特徴

　既製トレーは、S/M/Lとサイズにバリエーションはあるものの、個々の患者さんの口腔の大きさに正確に合っていません。それでもある程度正確な印象採得を行うために、少し小さめのものが選択されます。

　トレーのサイズが合わないと、縁が粘膜などにあたり、正確な印象採得ができません。そのため、ある程度切ったり削ったり、ユーティリティーワックスをつけたりして使用する必要があります。

● 既製トレーの特徴

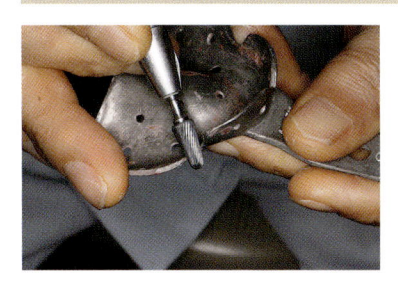

既製トレーは口腔内に合わせて調節して使用することがあります。トレーが小帯を覆っていたり、顎堤より大きい部分は、スタンプバーで削除して調節します。

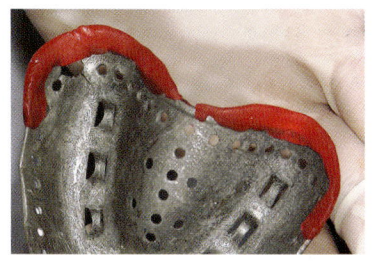

口腔よりもトレーが少し小さい場合は、ユーティリティワックスを用いてトレーを拡大して使用することもあります。

既製トレー使用時のサイズ選択と調整

　既製トレーを使用する際は、何種類かのトレーを直接口腔内に試適して適切なサイズを探します。

　一般に、印象材が歯肉頬移行部に届くように、小さめのトレーを選択します。残存歯の植立方向や長さによって適合しにくいときは、少し大きめのトレーを選択します。旧義歯などがあれば、それを基準に選択することもあります。

　試適し、適合しないところは調整することもあります。

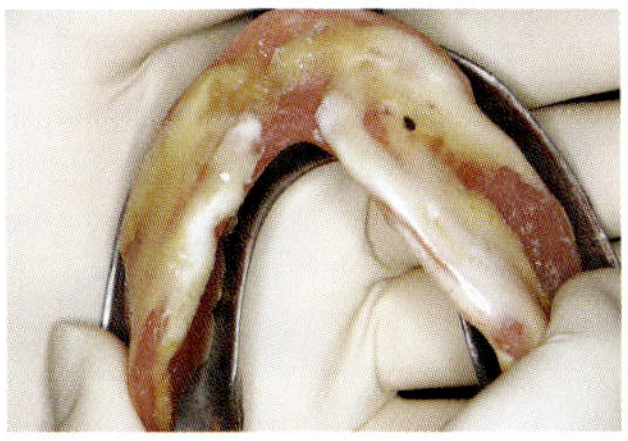

● 既製トレーの試適と調整

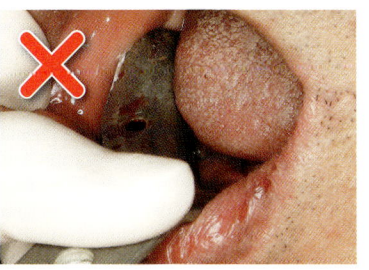

①既製トレーをいったん試適してみましたが、顎堤よりも大きいことがわかりました。

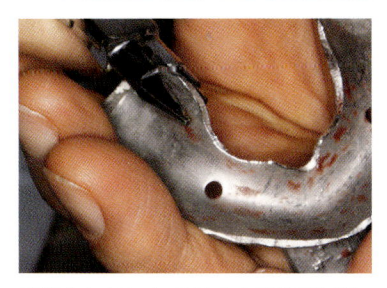

②適合しないところを歯科医師がトリミングします。

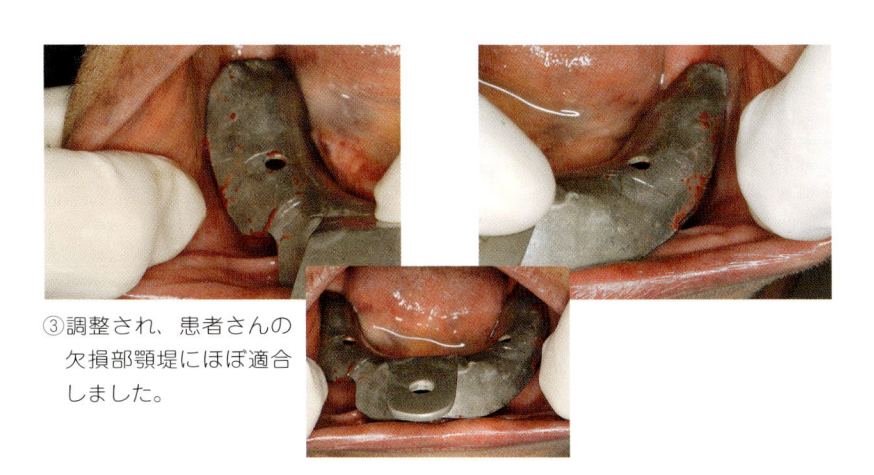

③調整され、患者さんの欠損部顎堤にほぼ適合しました。

旧義歯を用いると、最適なトレーサイズを探しやすい。

個人トレーはどんなトレー？

個人トレーは、その患者さん専用のトレーです

　個人トレーは、概形印象で製作した模型に合わせて、患者さん個人の特徴にあわせて製作されたレジン製のトレーです。

　個人トレーを使用する際には、かならず使用する印象材に適した接着剤を使用しないと、レジンと印象材が離れてしまうので、取り扱いには注意が必要です。

● 各種個人トレー

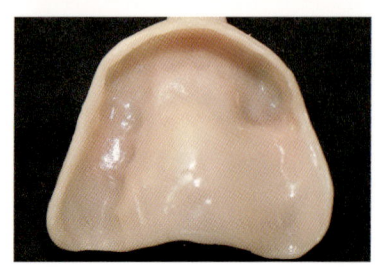

総義歯用個人トレーの一例。

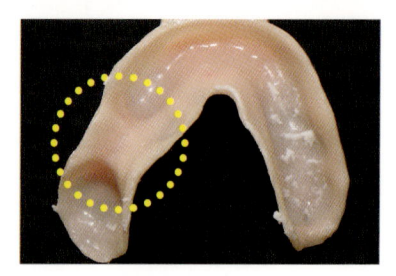

中間欠損用個人トレーの一例。黄色部分が欠損部位になります。

● 個人トレーのできるまで

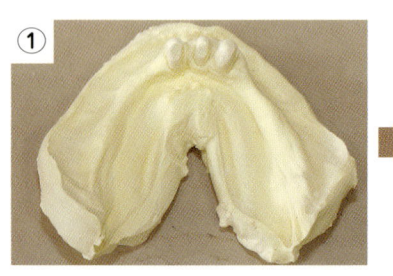

①個人トレーを製作するために製作された作業用模型を用意します。

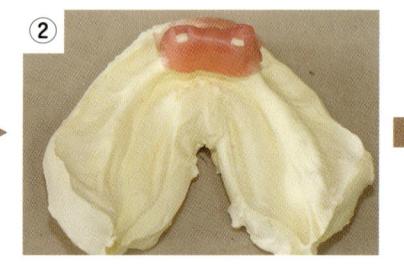

②残存歯部分をワックスでブロック（隔離）します。

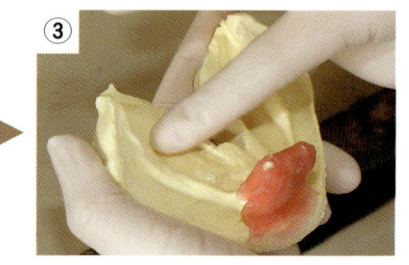

③トレー用レジンがはがれやすいように、内面にワセリンを塗ります。

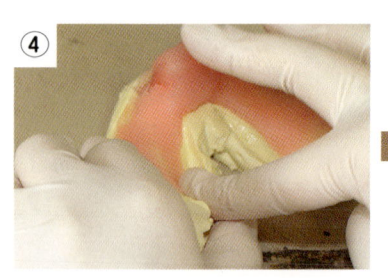

④トレー用レジンを盛り上げ、トレーの形を作ります。

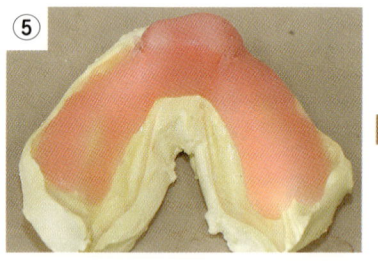

⑤トレー用レジンの盛り上げが終わりました。

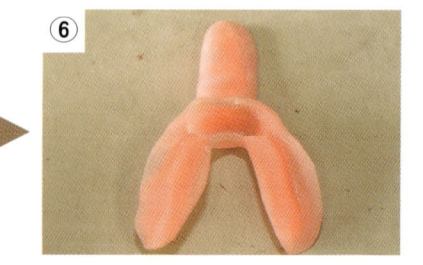

⑥完成した個人トレー。

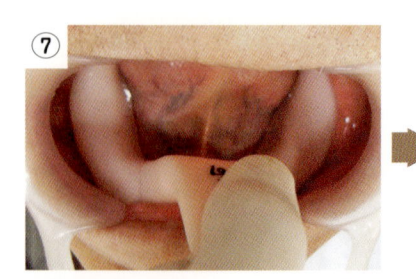

⑦口腔内に試適して、小帯などを圧迫していないか確認します。

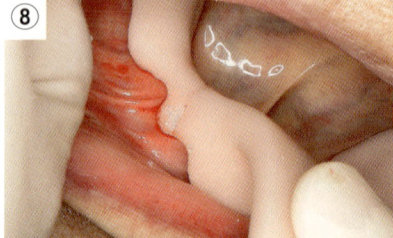

⑧調整して、印象採得を行う準備ができました。

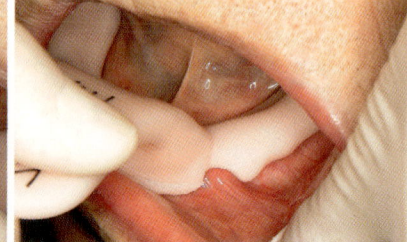

印象採得のアシスタントワークに必要な知識と技術・5
トレーへの印象材の盛り上げかた

理想的な印象材の盛り上げを理解しよう

　トレーへの印象材盛り上げの理想的な状態は、「気泡が入っていない状態でトレーいっぱいに印象材が盛られている状態」です。

　また、印象面がなだらかで、トレーの縁までしっかりと印象材が盛り上げられていることが必要条件になります。

　なお、使用するトレーによって最終的な盛り上げかたに違いがあります。既製トレーでは中央が盛り上がった状態が最良ですが、個人トレーとシリコン印象材を用いた場合にはそのような状態にはなりません。

● トレーへの理想的な印象材の盛りかた

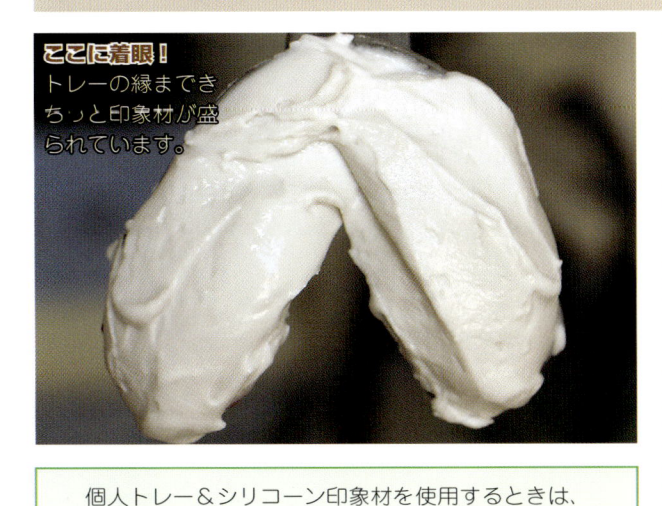

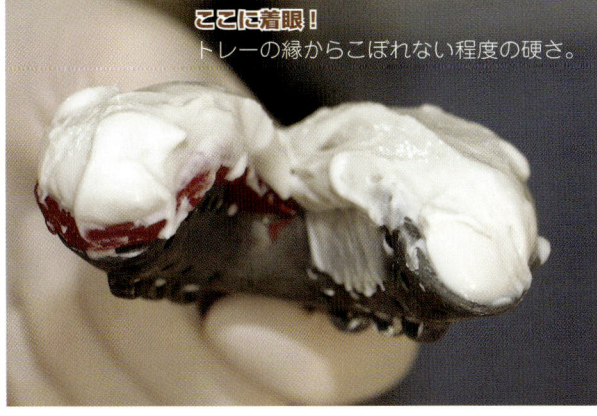

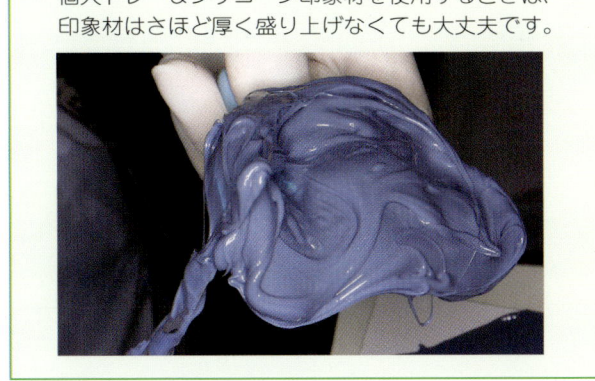

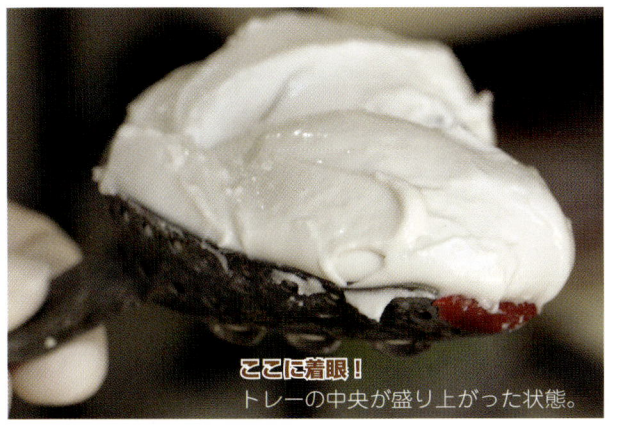

ここに着眼！
トレーの縁まできちっと印象材が盛られています。

ここに着眼！
トレーの縁からこぼれない程度の硬さ。

個人トレー＆シリコーン印象材を使用するときは、印象材はさほど厚く盛り上げなくても大丈夫です。

ここに着眼！
トレーの中央が盛り上がった状態。

47

これでバッチリ！　義歯製作のアシスタントワーク

練和からトレー盛り上げまでの流れとポイント

アルジネート印象材を用いた場合の、印象材練和から既製トレーへの盛り上げまでの流れを見てみましょう。すぐに硬化しますので、手際のよさが求められます。

● アルジネート印象材をトレーに盛り上げるまで

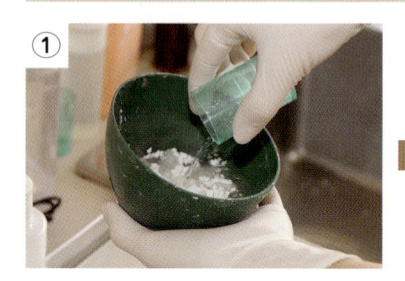

① 軽量カップで適切な量の印象材と水を用意します。

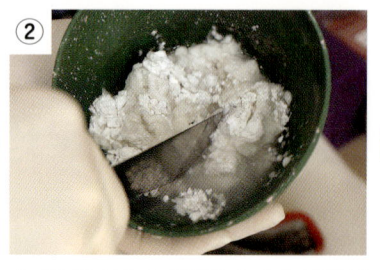

② まず印象材と水が馴染むように混ぜ合わせます。

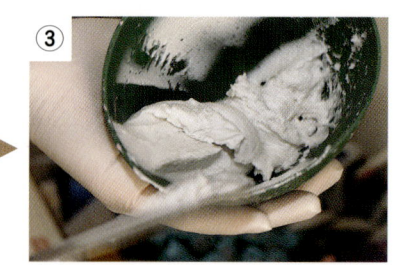

③ 手際よく、スピードを上げながら練りこみます。

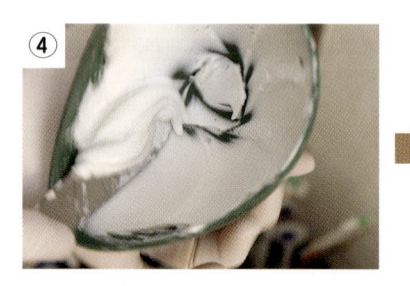

④ ラバーボウルに塗りつけるように練り、気泡を抜きます。

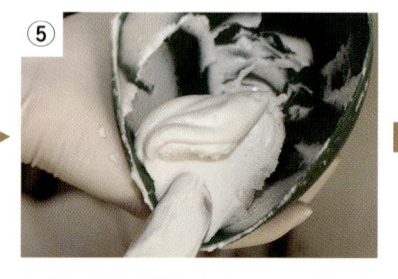

⑤ 十分に気泡が抜けたら、1ヵ所に集めます。

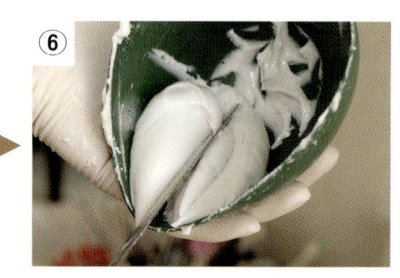

⑥ トレーの左右に盛り上げるため、均等になるように2つに分けます。

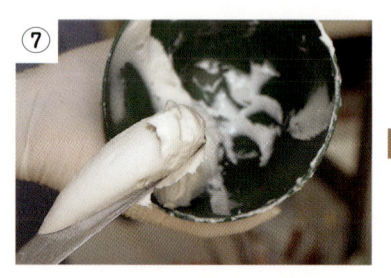

⑦ スパチュラに1つを取り上げて、トレーに運びます。

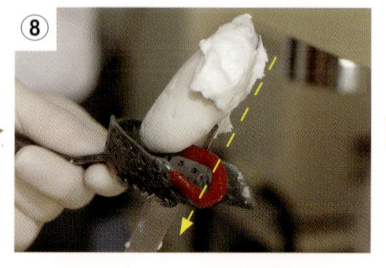

⑧ トレーでスパチュラに盛った印象材を下から上へ、トレーの縁ですりきるようにして、片側にまず盛り上げを開始します。

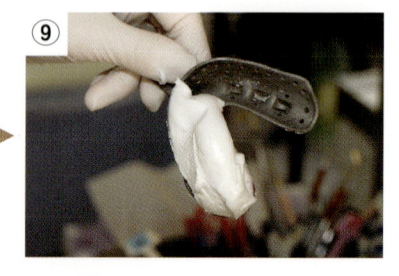

⑨ すみずみまで行き渡るようにスパチュラで調整します。

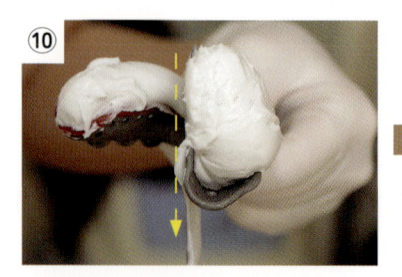

⑩ もう一方も同様に盛り上げます。

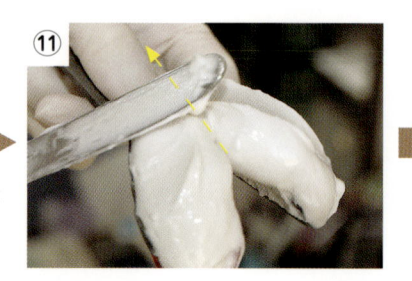

⑪ 前方部にもトレーの縁ですりきるように盛り足します。

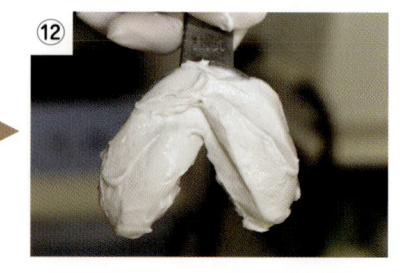

⑫ すみずみまでしっかりと印象材が行き渡り、すばやくきれいに盛り上げることができました。

スパチュラを使い分けよう

トレーのすみずみにまで印象材を行き渡らせるためには、適宜スパチュラを使い分けることが大切です。広い面は大きいスパチュラで、深い面は小さいスパチュラで印象材を流し込みましょう。

●盛り上げ時に使用するスパチュラ

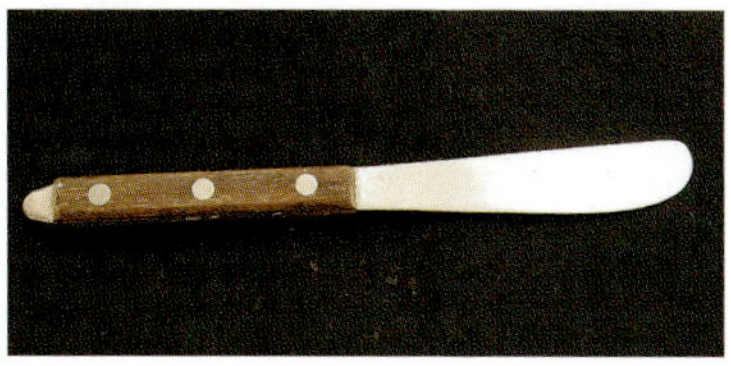

大きいスパチュラ。広い面に印象材を行き渡らせる際に使用します。

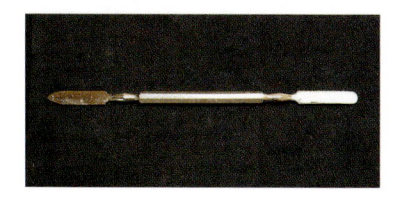

小さいスパチュラ。気泡の入りやすい深い面にもしっかりと流し込むことができます。

総義歯用トレーに盛り上げる場合のポイント

大きなスパチュラですばやくトレーに印象材を盛り上げます。

中間欠損や遊離端義歯用トレーに盛り上げる場合のポイント

残存歯部は深く、粘膜面は浅いトレーの形状になっています。トレーの広い面には大きいスパチュラを、深い面には小さいスパチュラを用いるとよいでしょう。

●総義歯用トレーへの盛り上げ

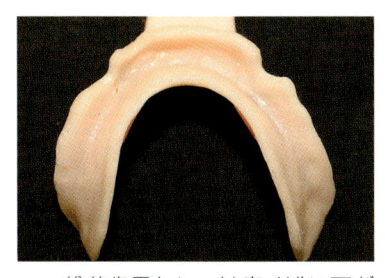

総義歯用トレーは広く浅い面が多いので、大きいスパチュラで盛り上げを行います。

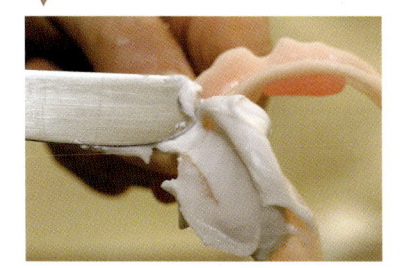

↓

大きいスパチュラで、気泡が入らないよう、すみずみまで印象材を盛り上げていきます。

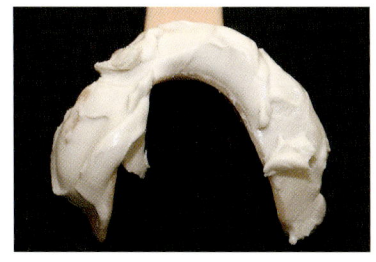

↓

すみずみまで印象材を盛り上げることができました。

●中間欠損用トレーへの盛り上げ

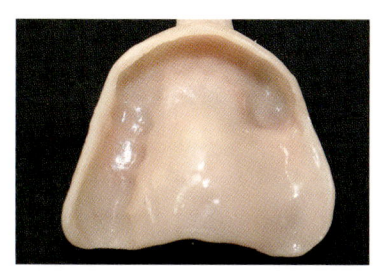

深い面と浅い面が混在しています。まず深い面に小さいスパチュラを使って印象材を盛り上げていき、その後大きいスパチュラで全体を整えます。

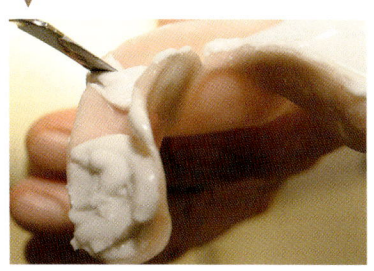

↓

印象材を塗るように、深いところから小さいスパチュラで印象材を盛り上げています。

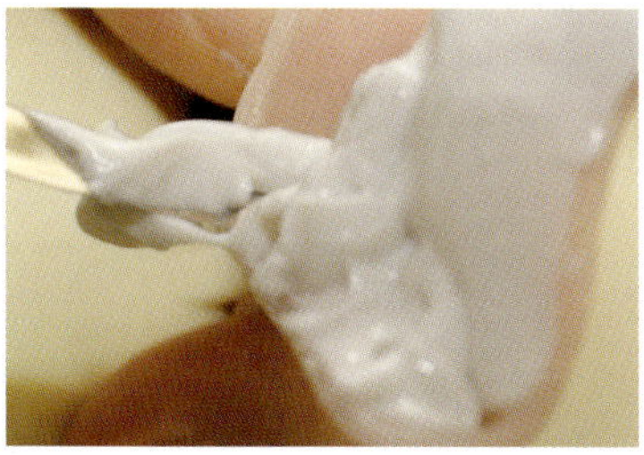

↓

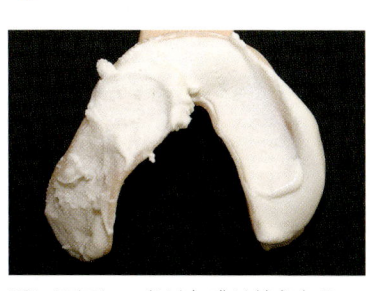

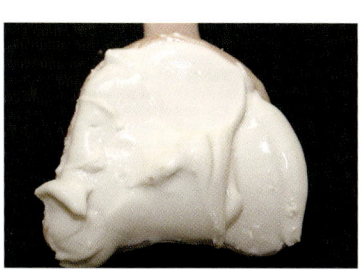

深い面にしっかりと盛り終えたら、大きいスパチュラで広い面を盛り上げ、そのまま全体の印象材をきれいに整えてます。

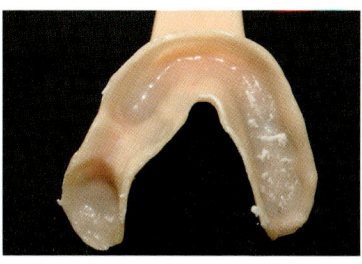

●遊離端欠損用トレーへの盛り上げ

↓

アンダーカットに相当するところにも塗るように小さいスパチュラで盛り上げます。

これでバッチリ！　義歯製作のアシスタントワーク

よくありがちな、盛り上げの失敗

上手に盛り上げないと、どんな弊害が生じるのでしょうか？

印象材を適正に盛り上げていないと、欠損部顎堤を印象採得する際に、歯肉頬移行部まで正確に再現することができません。

また、軟組織の印象採得には適切な流動性（フロー）が求められます。フローが適正でないと、どこかに気泡が入ったり採得できていない部分が生じてしまいます。印象材の種類によってフローは異なるため、必ず使用する前に操作時間がどれぐらいか、取扱説明書で確認しておきましょう。

● 盛り上げに失敗すると、正確な印象採得が行えない

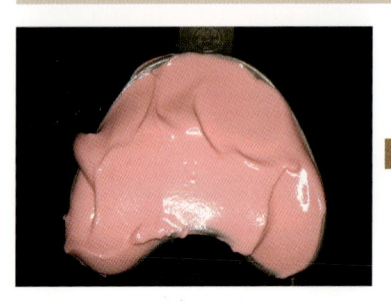

フローがよすぎる（軟らかすぎる）印象材で、トレーの辺縁にまでしっかりと盛り上げられていない状態です。この状態では……

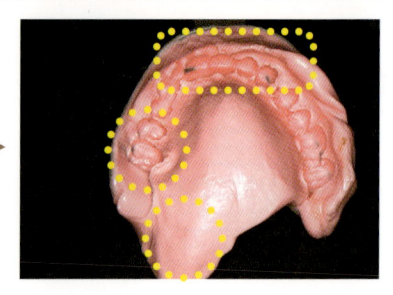

口蓋部が流れています。また、最後方臼歯に気泡が埋没しています。歯肉頬移行部も採得されていません。

こんなところに失敗の種が潜んでいる　印象材盛り上げ時のチェックポイント

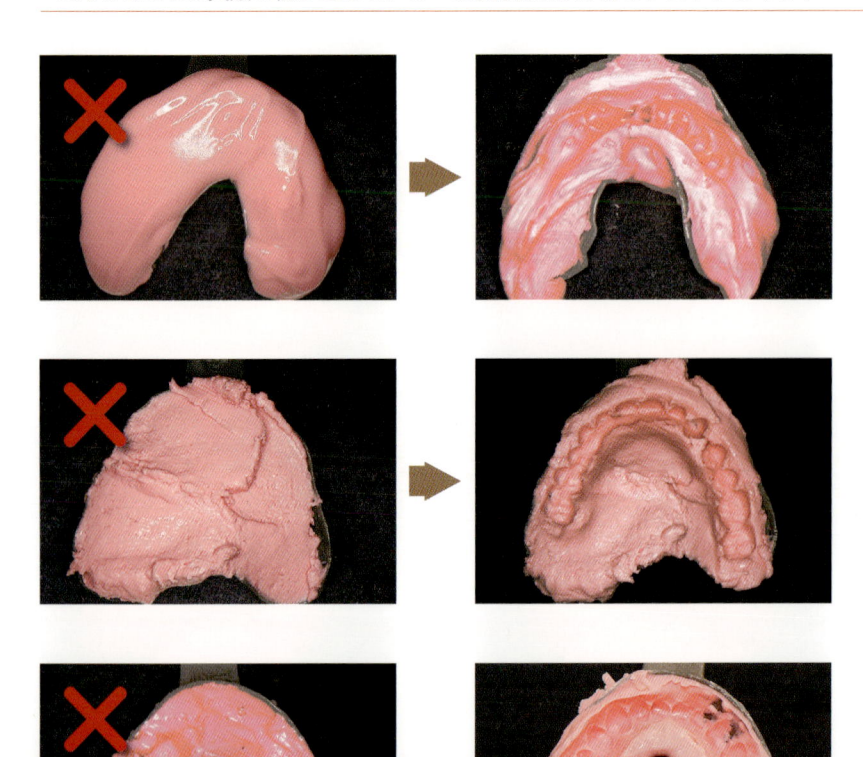

フローがよすぎてしまう（軟らかすぎる）と、口腔内で早く流れてしまい、歯肉頬移行部を正確に採得できません。

フローが悪すぎる（硬すぎる）と、印象材が厚くなって浮き上がってしまいます。

トレーの辺縁にまでしっかりと盛り上がっていないと、辺縁の印象がしっかりと取れません。

印象採得のアシスタントワークに必要な知識と技術・6
印象採得直前のアシスタントワーク

印象採得前に患者さんに説明しておくべきこと

まず、何のための印象を取るのか、しっかりと伝えておきましょう。そして、印象採得するのは上下顎のどちらか、部位がどこかをお伝えします。また、印象採得には何分くらいかかるか（がまんしてもらうか）も伝えましょう。

患者さんにトレーを保持してもらうときはその方法を指導し、何分くらい保持しなければならないかを伝えます。タイマーをセットして、がんばっていただく残り時間をつねに教えてあげるのも親切でしょう。

● 患者さんに伝えておきたい説明事項

- □ 上下顎のどちらの印象採得するのか
- □ どれぐらい時間がかかるか
- □ 途中で苦しくなったら合図をする方法
- □ トレーを抑える場所はどこか
- □ 患者さんが保持するときは、どれぐらいの力で押さえるか（強く押さえる必要はないことをお伝えする）
- □ 歯科医師から引き継いで、歯科衛生士が後ろからトレーを保持することがあること
- □ 筋圧形成の有無（歯肉頬移行部の印象採得時に頬粘膜を動かすこと）
- □ （下顎の印象採得の場合）舌の動かしかた

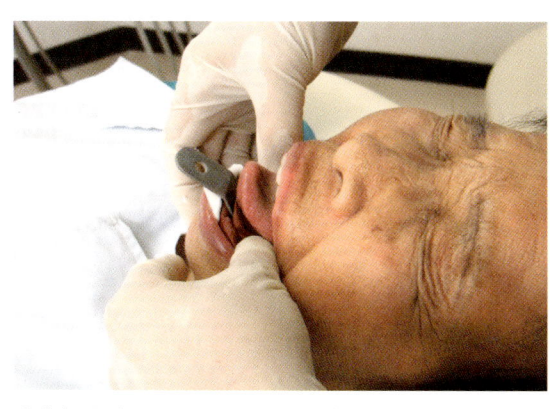

印象採得時のようす。下顎の印象採得時には舌を動かしてもらうことが欠かさないため、あらかじめどのように動かすとよいか、伝えておくとよいでしょう。

印象採得前の患者さんの口腔内チェックポイント

口腔内が食物残渣で汚れていないかどうかを、必ず印象前には確認しましょう。特に部分床義歯の印象採得時には、残存歯の清掃状態も確認して、汚れている場合は確実にきれいにしておきます。

また、唾液量も調べます。まったく出ていないような場合には、少し湿らせなければなりません。出すぎる場合には、バキュームなどであらかじめ吸引して、エアーをかけておく必要もあります。

● 口腔内がこのような状態では、印象採得はできません

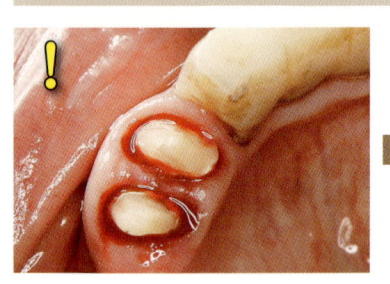

スケーリング直後。歯肉から出血が見られます。

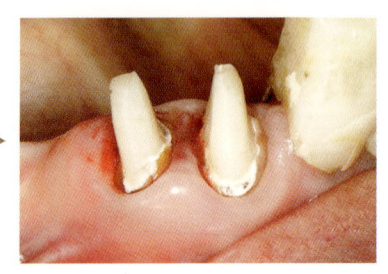

止血用寒天（ミラクルジェル）を使用し、止血後、印象を行いました。

スケーリング後で歯肉からの出血が多い場合には、止血するまで待つ必要があります。そのまま印象採得してしまうと、残存歯の正確な印象採得ができません。

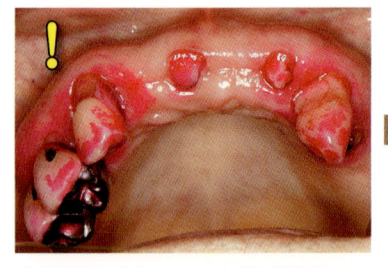

全歯面にプラークの付着が認められます。

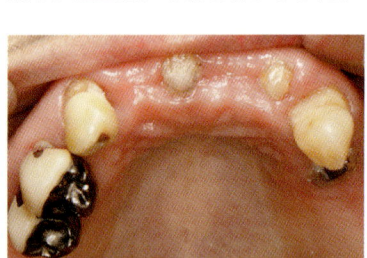

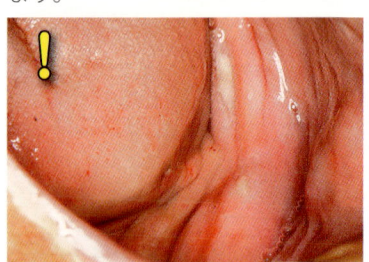

プラークを除去し、印象採得が可能な状態です。

残存歯のみならず、口腔粘膜に食物残渣が残っているような場合には、確実に除去しておかないと、歯肉頬移行部などの再現が不正確になってしまいます。

顎堤粘膜に傷が見られます。

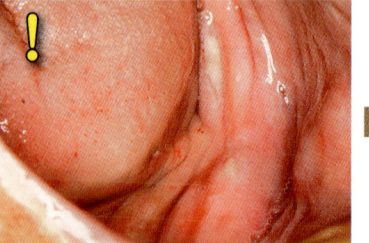

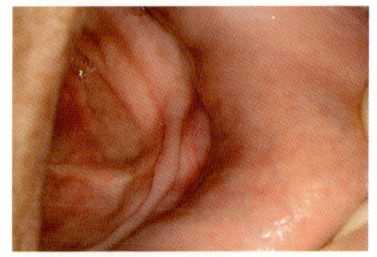

旧義歯を使用して粘膜調整を行い、傷の治癒後に印象採得を行います。

顎堤粘膜に傷が付いているような場合には、その傷を治癒しておかないと、正確な印象採得や、筋圧形成が不可能になります。このような場合には、印象採得の日を変更しなければなりません。

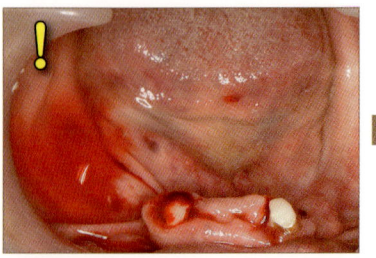

口腔内全体に、唾液と血液が満たされています。

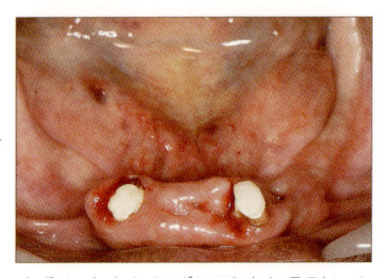

十分な止血ならびに唾液を吸引しました。

唾液が出すぎる場合にはバキュームで吸引します。特に粘性の唾液が口腔内に張りついていると、印象が不正確になるので注意しましょう。口腔乾燥症のように唾液が出にくい場合には、少し口腔内を湿らせます。

印象採得のアシスタントワークに必要な知識と技術・7

印象採得時の
チェアのセッティング・患者さんの体位

印象採得時のセッティング

　印象採得時におけるチェアのセッティングは、どの部位の印象を採得するか、術者が立位で採得するか、座位で採得するかによって変わります。

　まず採得する部位を確認した後、術者がどの方法で印象採得するか確認した上で、チェアのセッティングを行いましょう。

　また、患者さんの体型にも応じて、臨機応変にセッティングも変化させます。たとえば、高齢の患者さんなどで、腰が曲がっている、腰が痛いなどの症状を訴える場合は、膝を立てる、枕をチェアと身体の間に挟むなど、患者さんに負担のかからない体位にしましょう。

上顎の印象採得を行うときのセッティング

術者が立位で行う場合
　チェアは低くし、バックレストは約100°ぐらいに倒します。

術者が座位で行う場合
バックレストはほぼ水平にしておきます。
　筆者の歯科医院では、術者がトレーを口腔内に挿入した後、徐々にバックレストを起こし、90°にして、硬化するまで保持します。

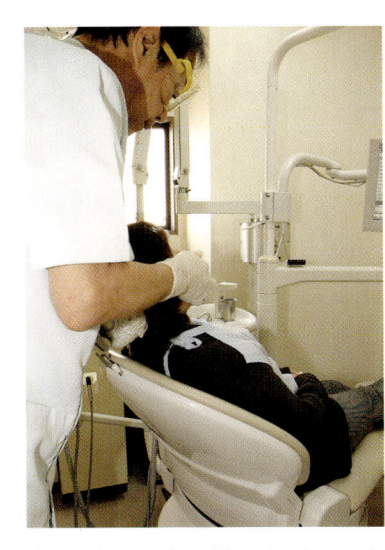

立位で行う場合の例。バックレストを100°程度にします。

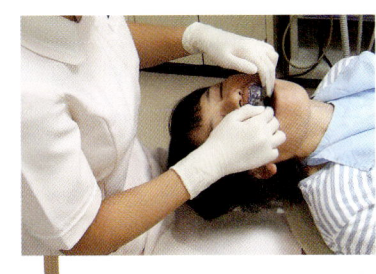

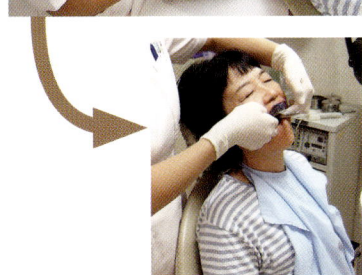

座位で行う場合の例。筆者の歯科医院では、術者は座位で行うと想定して、患者さんの位置決めをします。

これでバッチリ！　義歯製作のアシスタントワーク

下顎の印象採得を行うときのセッティング

術者が立位で行う場合
チェアはやや低くし（上顎の印象採得時よりもやや低め）、バックレストは約100°にします。

術者が座位で行う場合
バックレストはほぼ水平に倒しておきます。

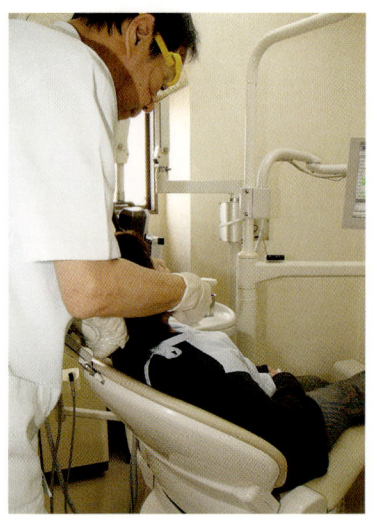

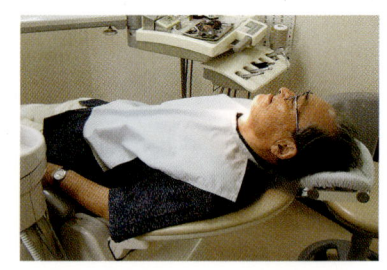

座位で行う場合の例。ほぼ水平位にして、患者さんの口腔内が確実に見える位置にセッティングします。

立位で行う場合の例。バックレストを100°程度にします。上顎の印象採得時よりも、チェアはやや下に下げます。

腰が痛い＆曲がっている患者さんの印象採得を行うときのセッティング

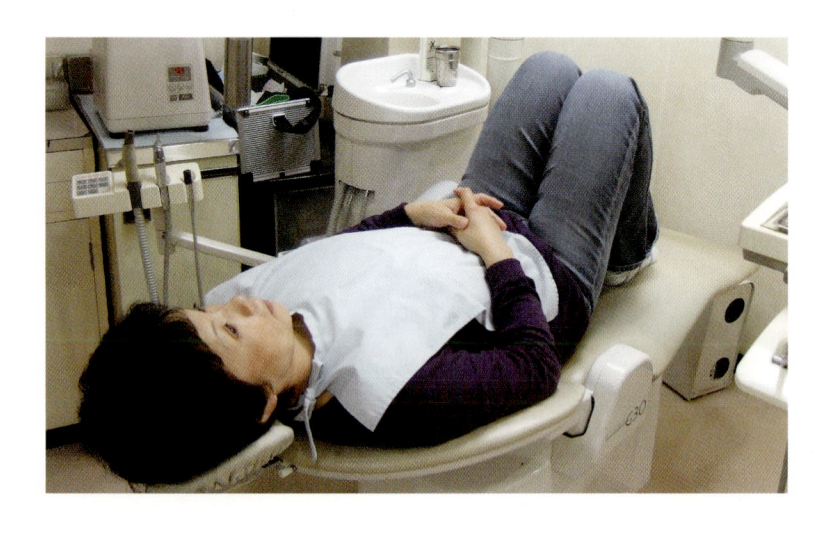

患者さんの腰が悪く、バックレストを倒したときに痛みを訴える場合には、バックレストを水平にしたときに膝を立ててもらうと楽になることがあります。

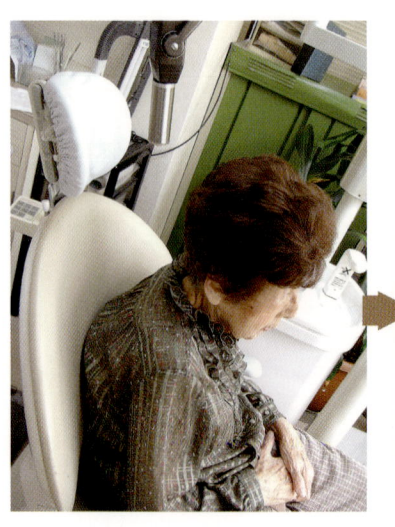

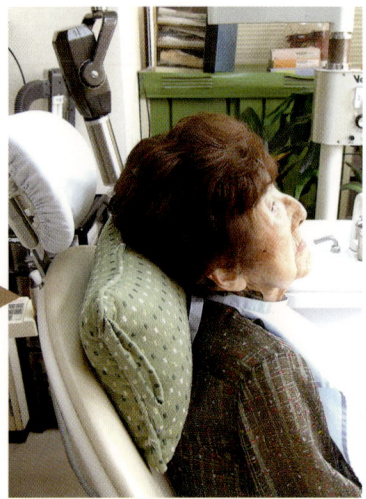

腰が曲がっている患者さんの場合には、チェアの安頭台を調節して気管を垂直に保ちます。また、チェアとの隙間を枕などで埋めてあげると安定します。

印象採得のアシスタントワークに必要な知識と技術・8
トレー保持のアシスタントワーク

総義歯印象採得時のトレー保持のアシスタント

歯科医師がトレーを口腔内に挿入し、安全が確認された後に、歯科医師の指示のもと、印象材が硬化する前にトレーが動かないよう、必要に応じて歯科衛生士がトレーを保持することがあります。

● 総義歯用トレー保持ポイント

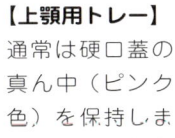

【上顎用トレー】
通常は硬口蓋の真ん中（ピンク色）を保持します。深くて押さえにくければ、黄色の部分を保持しても大丈夫です。

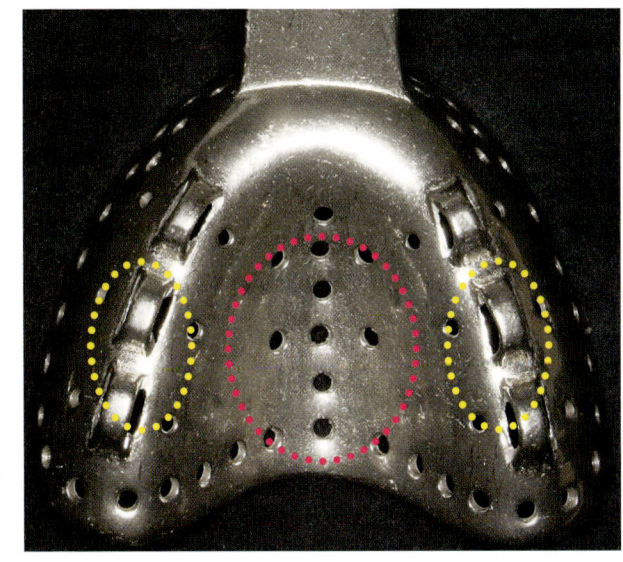

【下顎用トレー】
小臼歯部のあたり（ピンク色のあたり）を両手の親指で押さえ、下顎といっしょにつまむようにして保持します。

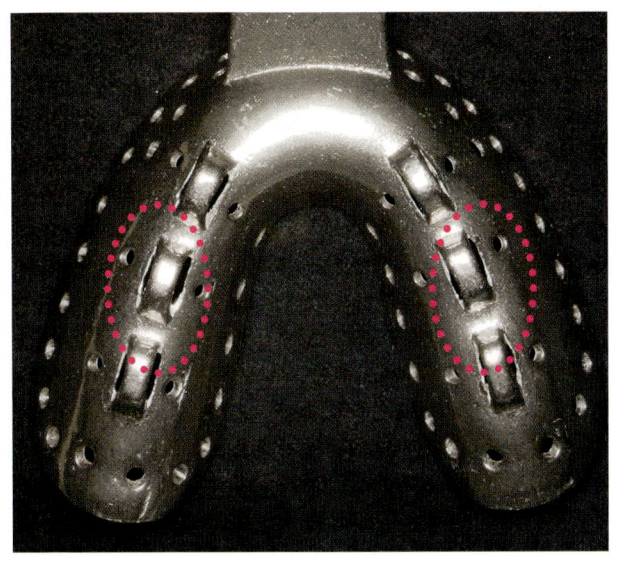

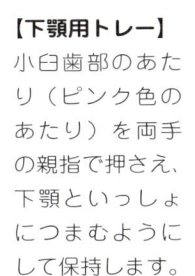

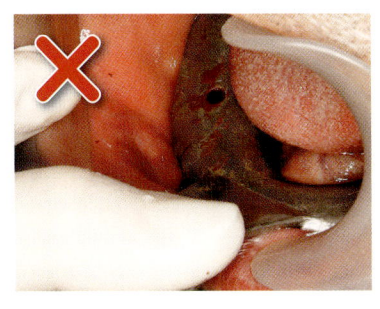

トレーの柄を持って保持してしまうと、トレーの後方部が浮いてしまいますので、ぜったいに柄だけを保持するのはやめましょう。

55

部分床義歯印象採得時のトレー保持のアシスタント

　総義歯のトレー保持のアシスタントワークと同様に、部分床義歯の印象時にも、歯科医師の指示のもとトレーの保持を引き継ぐことがあります。

　トレーを押さえるところは総義歯の場合とほぼ同じですが、残存歯があるので、できれば残存歯の上を押さえるほうが、トレーが安定するでしょう。

　なお、残存歯が後方臼歯や前歯の少数歯残存であれば、総義歯と同様の部分を押さえるようにしたほうがよいでしょう。

● 部分床義歯用トレーの保持ポイント（写真の個人トレーは、保持しやすいようにレジンが盛り上げられています）

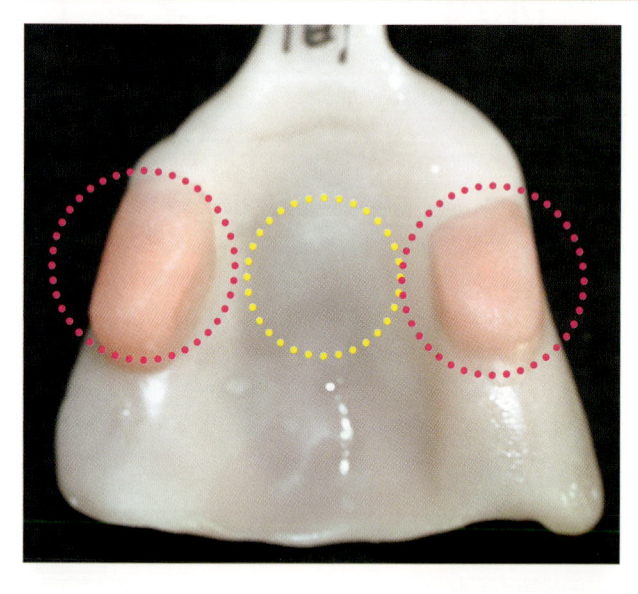

上顎の遊離端欠損症例の場合は、残存歯後方（ピンク色）を押さえますが、黄色の口蓋部も押さえても大丈夫です。

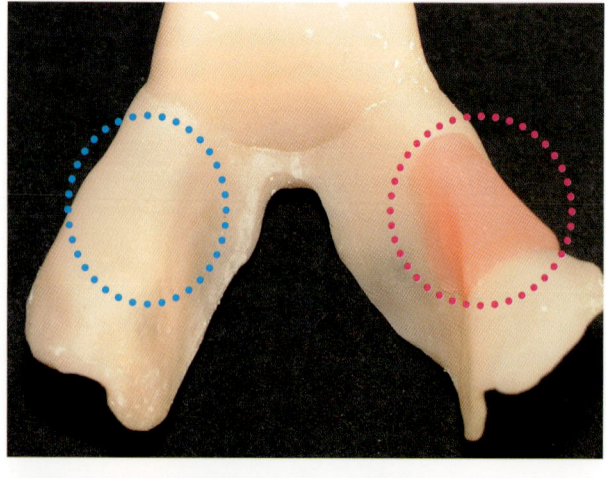

下顎の中間欠損症例の場合の例。印象採得する部分（ピンク色）を押さえ、残存歯部分（ブルー色）もバランスを保つために押さえます。

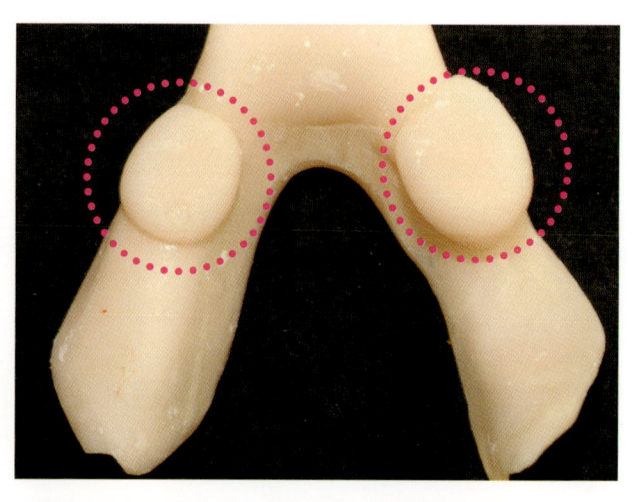

下顎の遊離端欠損症例の場合の例。後方残存歯周囲（ピンク色）をしっかりと把持します。

トレー保持アシスタントワークの実際

上顎のトレーを保持する際は、55ページに示した部位を押さえるようにすると、バランスよくしっかりトレーを保持することができます。

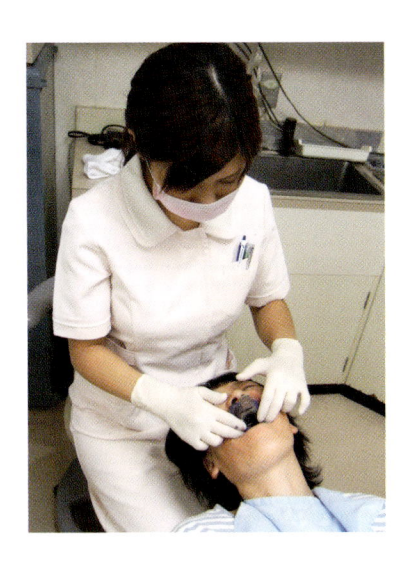

● 上顎トレーの保持アシスタントワーク例

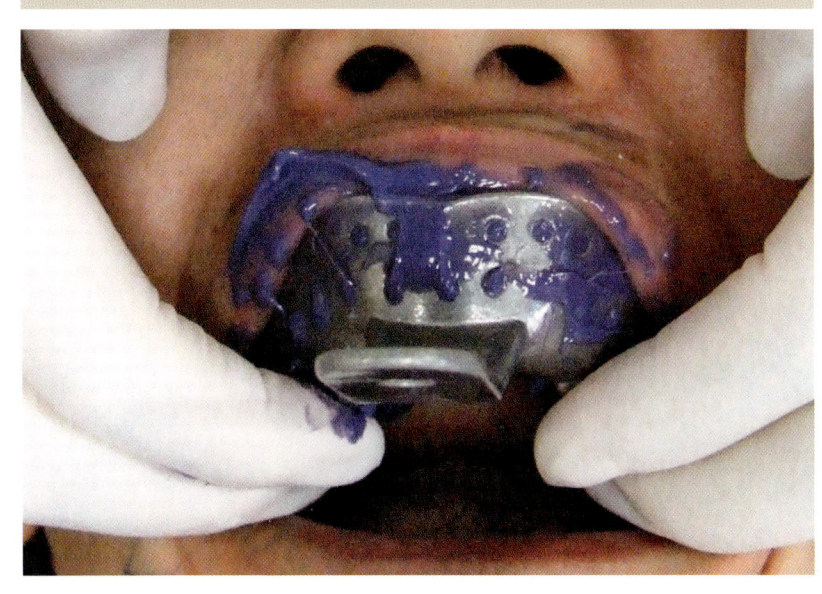

下顎のトレーを保持する際は、両側の小臼歯部あたりを親指で押さえ、薬指と中指を顎の下に入れ、つまむようにしながらトレーを保持します。

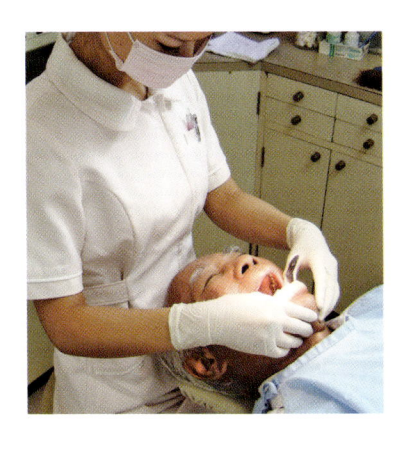

● 下顎トレーの保持アシスタントワーク例

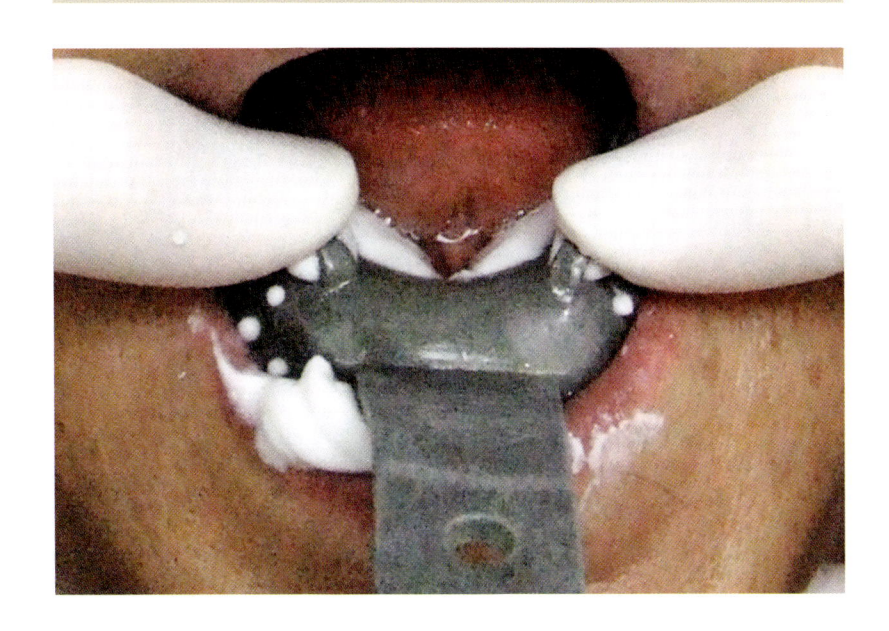

保持アシスタントワーク中に注意したいこと

　総義歯の印象採得を行っているときのリスクでいちばん多く遭遇するのは、唾液がたまってきたり、そのために嘔吐反射が生じてしまうことでしょう。

　保持アシスタントワーク中にこのような訴えを患者さんがしてきたときは、トレーを保持したままスピットンのほうに顔を向けて、唾液を出してもらうようにしましょう。

　それでもなお嘔吐反射が強い場合は、歯科医師に連絡して、トレーを保持し続けるか否かの指示を仰ぎましょう。

　筆者の場合は、印象採得時に「声かけ」を欠かさないようにしています。声かけをして、患者さんが声で反応するときは、まだ保持していても大丈夫でしょう。しかし声かけをしても声が出ず体を動かして反応するのが精いっぱいのときは、すぐトレーを外さねばならないと考えています。

　トレーを外しても、印象材が口腔内にいっぱい残っていたら、すばやくかき出します。咽頭部への印象材の流れ込みが確認された場合には、すぐ歯科医師に連絡しましょう。

● 唾液がたまってきたり、嘔吐反射を始めたときの対応策

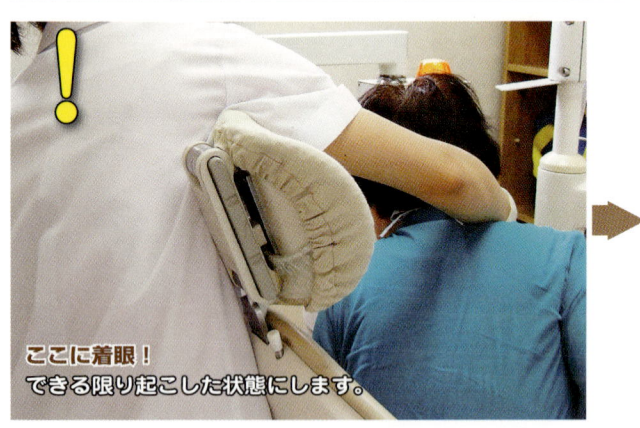

ここに着眼！
できる限り起こした状態にします。

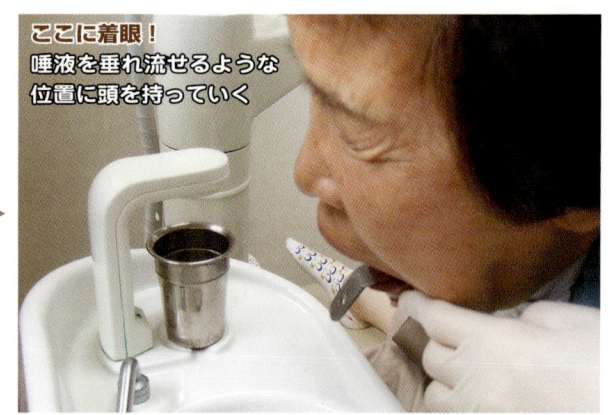

ここに着眼！
唾液を垂れ流せるような位置に頭を持っていく

患者さんの嘔吐反射が強い場合は、体位をくふうします。できる限り上体を起こして、唾液を垂れ流せるような位置に患者さんの頭を持って行くと同時に、歯科医師を呼びましょう。

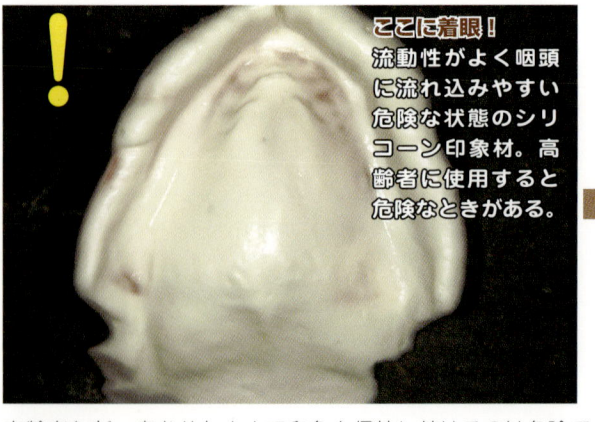

ここに着眼！
流動性がよく咽頭に流れ込みやすい危険な状態のシリコーン印象材。高齢者に使用すると危険なときがある。

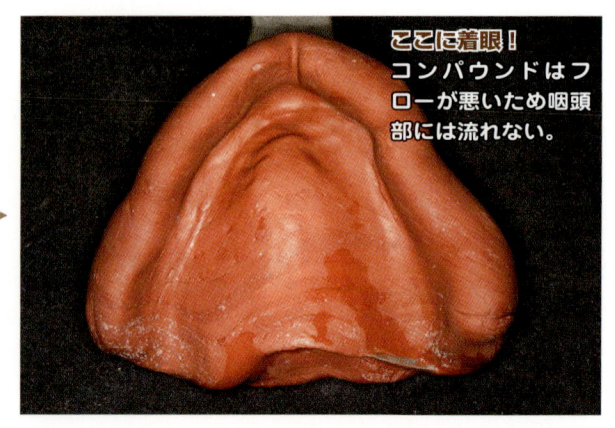

ここに着眼！
コンパウンドはフローが悪いため咽頭部には流れない。

高齢者など、寝かせたままで印象を保持し続けるのは危険です。印象材の流動性（フロー）がよすぎる場合など、咽頭部に印象材が流れ込むことがあり、反射の弱い高齢者などは大きなリスクになります。このような患者さんに印象採得が行われるときは、歯科衛生士からも患者さんの状態について歯科医師に報告し、適切な印象材、粘調度などの指示を仰ぎ準備しましょう。

患者さんにトレー保持をお願いするときのポイント

患者さんに印象材が硬化するまでの間トレーの保持をお願いすることがあります。

保持をお願いするときは、口を閉じないようにして、押さえている手が動かないようにしてもらいます。保持のコツとして、顔の一部を固定源としていっしょに押さえてもらうとよいでしょう。

● 患者さん自身によるトレー保持のポイント

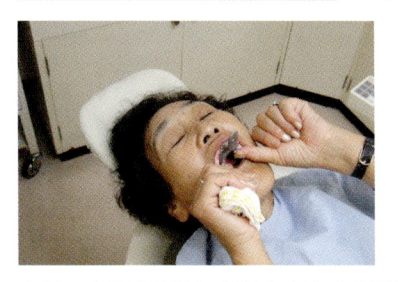

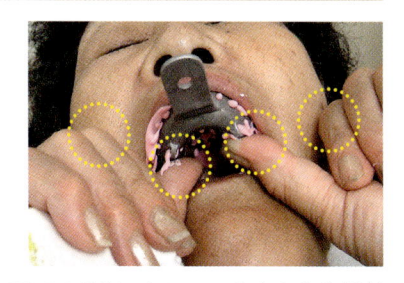

上顎の印象採得時に保持してもらう際は、両手の親指でトレーの左右小臼歯部付近を同じような力で保持してもらいます。そして残った指で、頬のあたりを押さえるとよいでしょう。

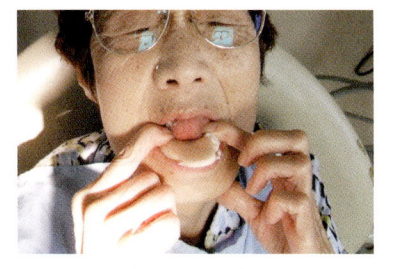

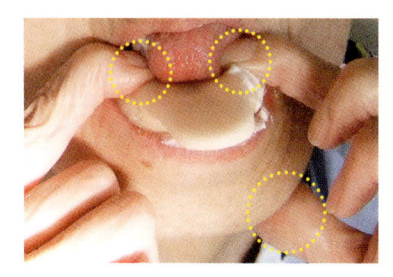

下顎の印象採得時に保持してもらう際は、小臼歯部付近に両手の人差し指を、そして固定源として顎の下に親指をおき、トレーを挟むように保持してもらうと、硬化までの間の動きを最小にすることができるでしょう。

保持しているときにトレーが動いてしまったら……

保持している際にトレーが動いてしまって、正確に印象採得ができないことがあります。できるかぎり、硬化した後に印象面を確認する習慣を持ちましょう。

印象面を確認せぬまま石膏を注ぎ、後々不正確な印象面だったことに気がついたとしても、そのときには患者さんは帰宅していますので、取り直しは次回以降になります。再度取り直しの手間を患者さんに強いるだけでなく、次の義歯製作ステップが遅れてしまい、患者さんに迷惑をかけることになってしまいます。

● 保持中に動いてしまった印象材と、それに基づいて作られた石膏模型

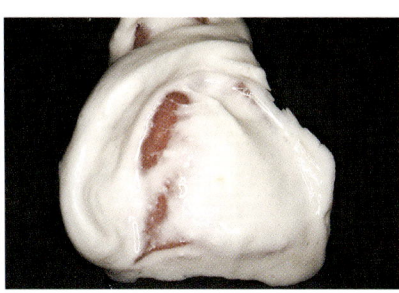

保持に失敗して、ずれてしまったアルジネート印象材の印象面。印象面が不正確で、右側の欠損側が採得できていません。

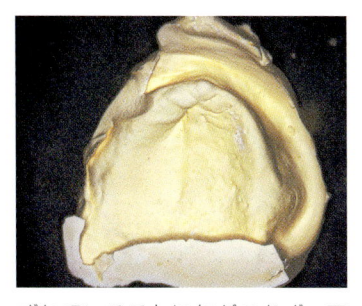

ずれていることに気がつかず、石膏を注いでしまい、完成した作業模型。この作業模型は使用不可能です。

これでバッチリ！　義歯製作のアシスタントワーク

印象採得のアシスタントワークに必要な知識と技術・9
印象採得後の印象材の処理方法

唾液や血液で汚れている場合はすぐ水洗しよう

歯科医師が口腔内から取り出した印象トレーには、患者さんの唾液やプラーク、場合によっては血液などが付着している場合があります。それらは石膏を注ぐ前に、しっかりと洗い流しておかなければなりません。

出血や唾液を水洗せずに石膏を注いでしまうと、正確な作業模型ができないだけではなく、感染源にもなります。必ず確認して、除去するようにしましょう。

なお、印象材の種類によって採得後の処理方法が異なりますので、どの印象材を用いたか、ちゃんと把握しましょう。

印象採得後の処理方法

口腔内から取り出したばかりのアルジネート印象材。血液が印象面に付着しています。

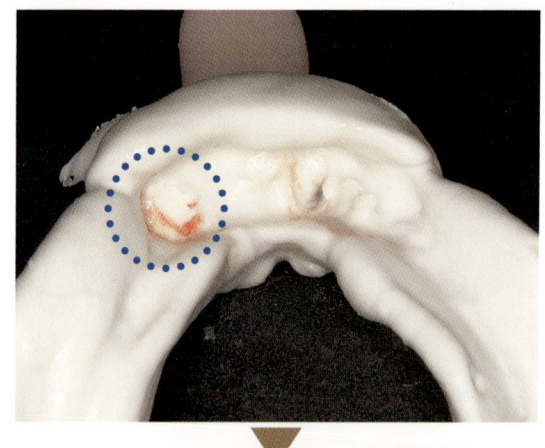

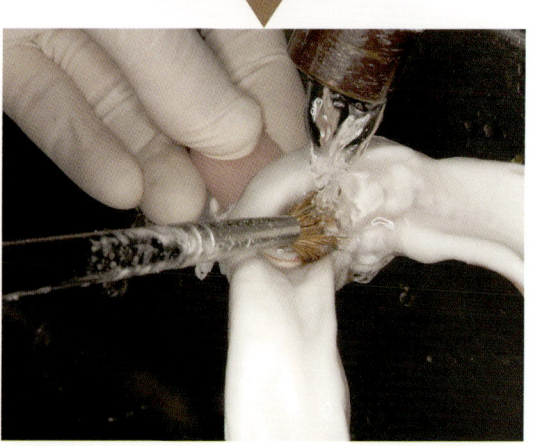

流水下で筆などを用いて洗浄します。

石膏を注入するまでの間の放置方法

アルジネート印象材の印象採得後の放置方法

　アルジネート印象材は、流水下でプラークや血液、唾液を、筆などを使用して洗い流し、すぐに固定液の中に入れて反応を止めましょう。できれば即座に石膏を流します。

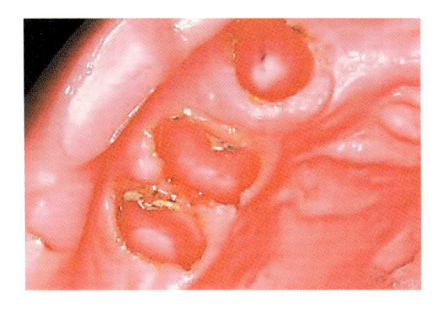

印象採得後、印象面にプラークが付着していました。まずこのプラークを水洗します。

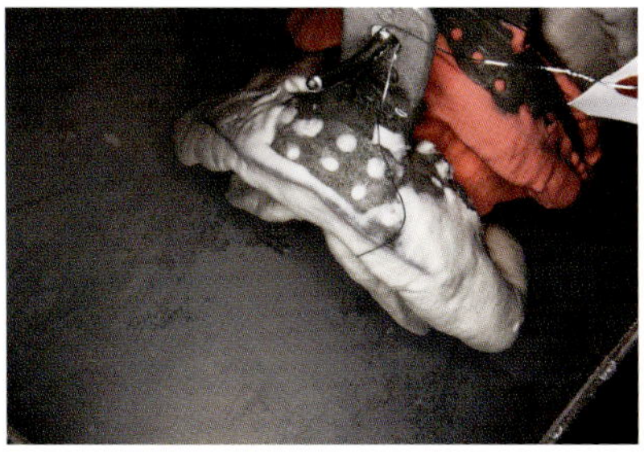

水洗後、すぐに固定液の中にいれて反応をとめましょう。

コンパウンド印象材の印象採得後の放置方法

　コンパウンド印象材は、採得後時間が経っても印象面に変化は生じないので、唾液を印象面から確実に洗い流した後は、石膏を注ぐまで室温で放置しておいても大丈夫です。
　ただし、この印象材は熱可逆性（熱を加えると変形する）なので、暖かすぎるところで放置するのは避けましょう。

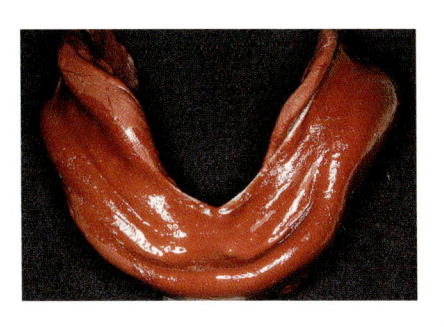

全体的に唾液が付着しているので、水洗します。

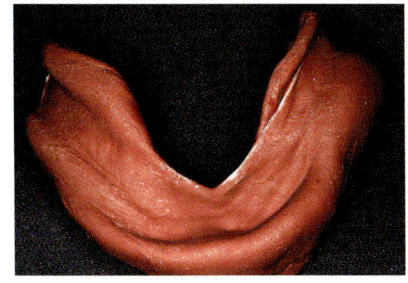

コンパウンド印象材は水洗後、そのまま放置しておいても問題ありません。

これでバッチリ！　義歯製作のアシスタントワーク

コンパウンド・アルジネート連合印象を行ったときの印象採得後の放置方法

コンパウンド印象材とアルジネート印象材との連合印象を行うことがあります。

その際は、アルジネート印象材は放置しておくと変化するので、アルジネート印象材の処理方法を採用しましょう。

連合印象を行う場合は、変化の大きい印象材の反応を抑えることを常に考えるとよいでしょう。

● コンパウンド・アルジネート連合印象時の放置例

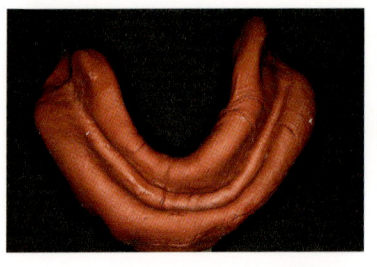

コンパウンド印象材での印象採得後。水洗後、アルジネート印象材専用の接着剤を塗布します。

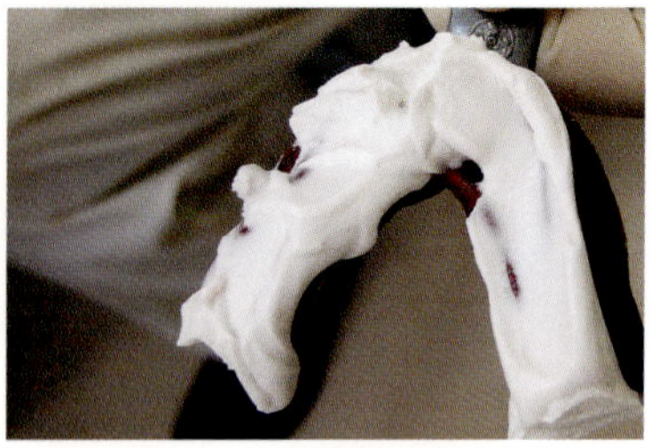

コンパウンド印象採得面にアルジネート印象材を盛り上げました。

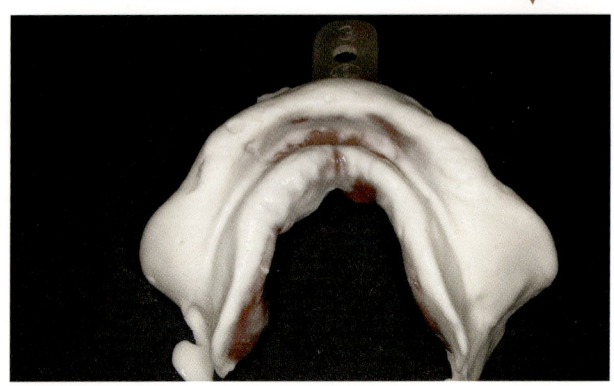

コンパウンド印象材とアルジネート印象材の連合印象終了時の状態。水洗後、すぐにアルジネート印象材の固定液に入れましょう。

シリコーン印象材の印象採得後の放置方法

シリコン印象材には、縮重合型と付加重合型の2種類があります。使用する（使用した）印象材がどちらの重合型かを、必ず確認しておきましょう。

縮重合型の印象材は、水洗・乾燥後、すぐに石膏を注ぐ必要があります。時間が経ってしまうと硬化収縮が起きてしまうので、すぐに石膏を注がなければ、正確な作業模型ができません。

一方、付加重合型の印象材は、水洗後2時間以上放置する必要があります。採得後すぐに石膏を注いでしまうと、重合が完了していないため、その石膏面が荒れて正確な作業模型が製作できません。

● シリコーン印象材の種類によって、採得後の処理に違いがあります

縮重合型シリコーン印象材の例

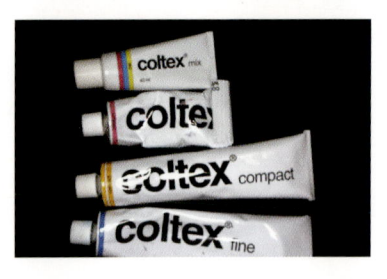

縮重合型シリコーン印象材は、水洗・乾燥後、できるだけ早く石膏を注ぎましょう。できれば1時間以内に！

1時間以内に石膏を注ぐ！

付加重合型シリコーン印象材の例

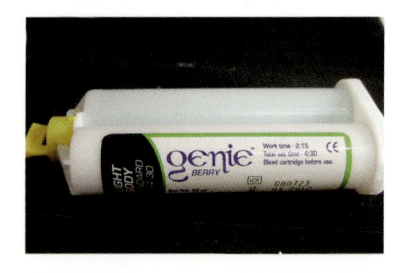

付加重合型シリコーン印象材の場合は、水洗後、室温で2時間以上放置した後に、石膏を注ぐようにしましょう。

常温で2時間以上放置！

62

印象採得のアシスタントワークに必要な知識と技術・10
石膏の取り扱いかた

石膏には、使用目的に応じて種類があります

● 石膏選択の早見表～製作する義歯によって、石膏は使い分けられています～

普通石膏
対合歯

概形印象

部分床義歯
総義歯

インレー

クラウン
ブリッジ

硬石膏　　**超硬石膏**

これでバッチリ！　義歯製作のアシスタントワーク

石膏の注ぎかたの基本

石膏の注入は、必ずバイブレーターを使用します。これは、気泡が入ったまま石膏を注入すると、完成した模型にそのまま気泡が残り、印象材から石膏を外す際に、維持歯の部分や残存歯の部分が折れてしまうといったことが生じてしまうからです。

● 石膏の注入時には、必ずバイブレーターを用いましょう

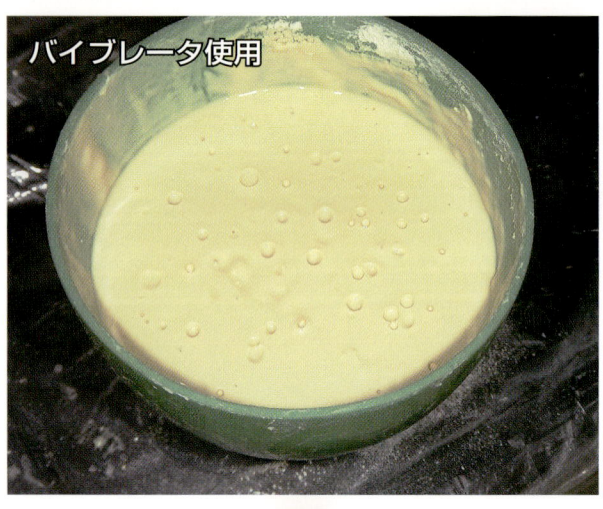

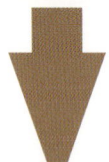

バイブレータ使用

バイブレータ不使用

バイブレータをかけて、ここまで気泡が抜けたら、準備万端です！

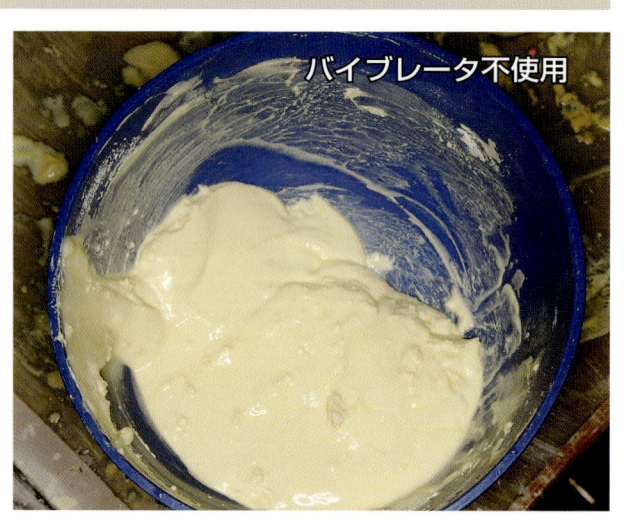

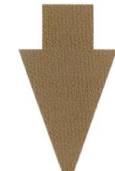

一見するときれいですが、気泡が内部に隠れている可能性が！

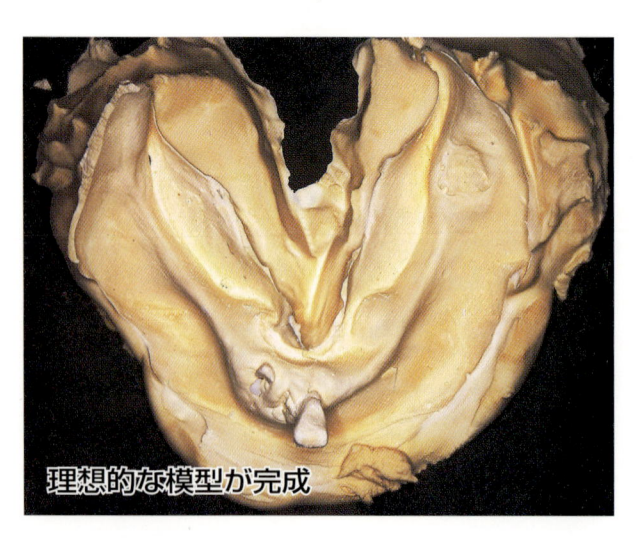

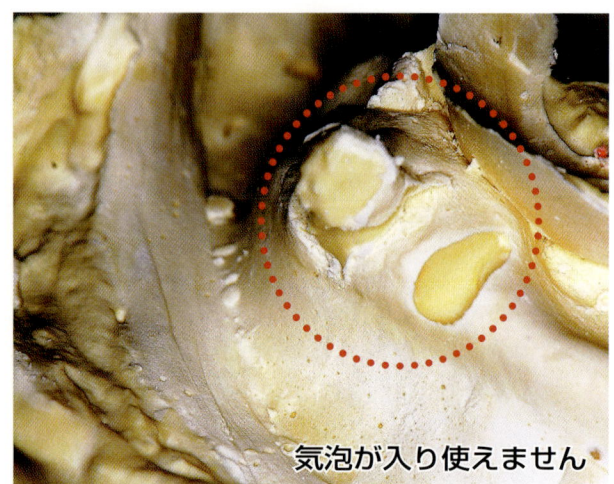

理想的な模型が完成

気泡が入り使えません

64

理想的な状態をしっかり理解しよう

　石膏は混水比が低いほうが強い石膏面になります。しかし、注ぐ際に流れにくく、気泡が入りやすいという欠点があります。

　気泡は、普通石膏→硬石膏→超硬石膏と、硬くなるほど入る比率が高くなります。

　ゆえに、超硬石膏を注ぐ場合には、十分練和した後、しっかりバイブレーターにかけて気泡を抜くようにしましょう。

　石膏面は、硬くなるにしたがってツヤが出てなめらかになりますが、超硬石膏なのにボソボソの場合には、気泡が十分に抜けていないか、混水比が高い、と考えてよいでしょう。

　理想的な状態の石膏模型は、
①気泡が入っていない
②石膏面にツヤがある
③印象面を十分に覆っている
状態です。

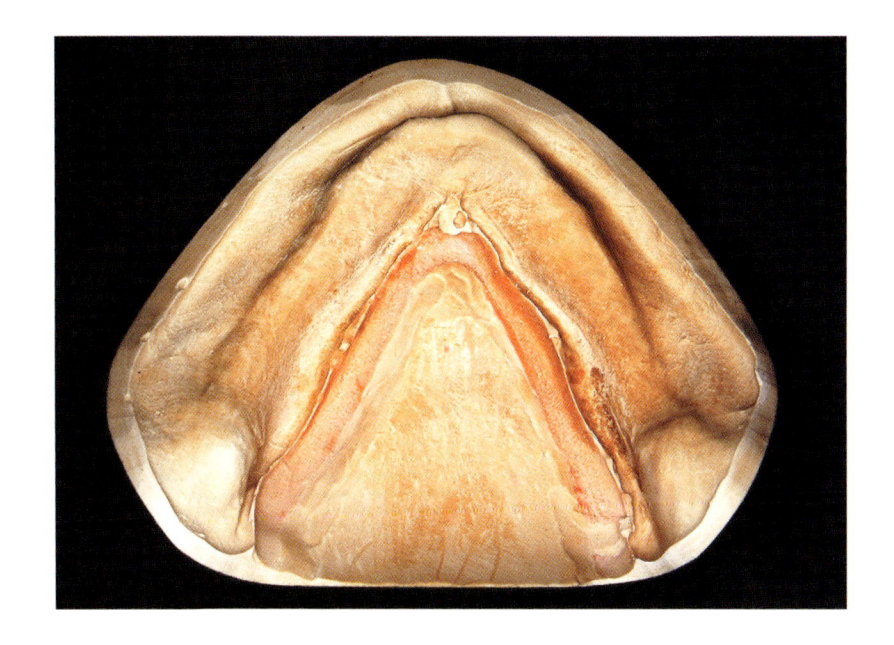

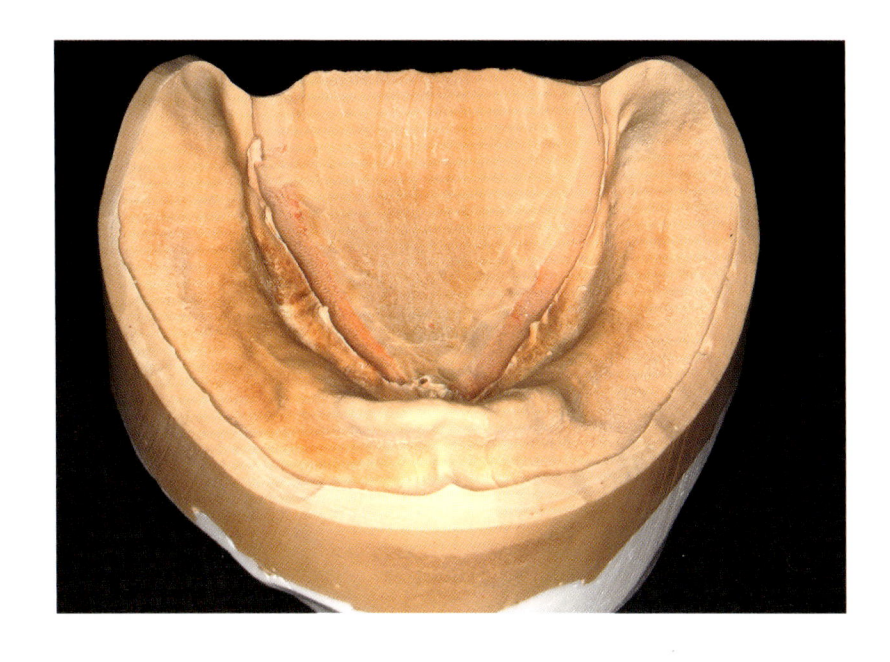

● 理想的な状態の石膏模型

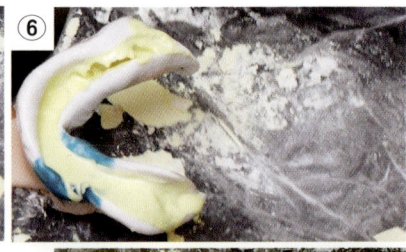

これでバッチリ！ 義歯製作のアシスタントワーク

石膏の注ぎかた　ステップでマスター　どうやって注ぐ？（下顎義歯の場合）

STEP 1

　石膏を注入する印象面の反応が終了していることが第一条件です。時間が十分に経過したかを確認しましょう。

　印象採得された内面の水分はエアーなどで十分に飛ばします。またボクシングなどが必要な場合、ユーティリーワックスなどを利用して、辺縁から5mm程度離れた部分に全周巻いておきます。

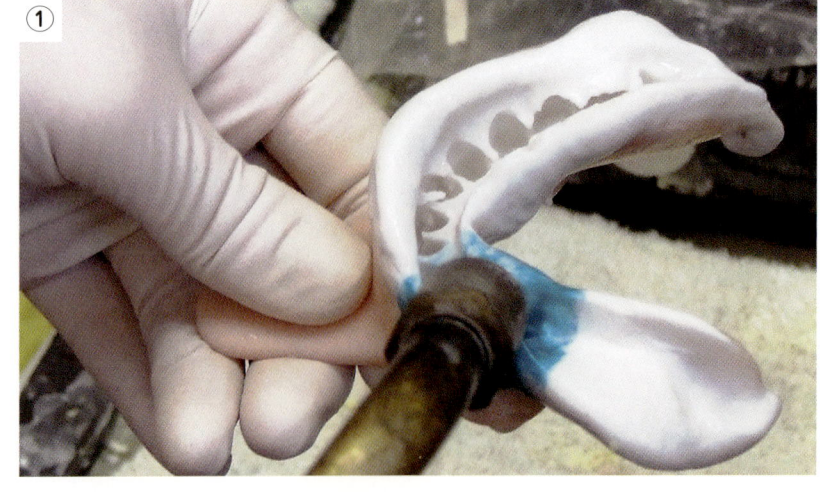

①印象面の水分をエアーで確実に吹き飛ばします。

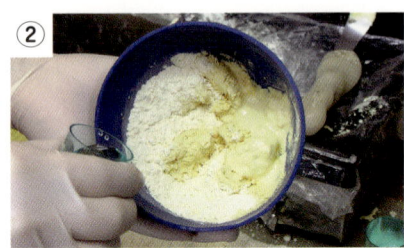

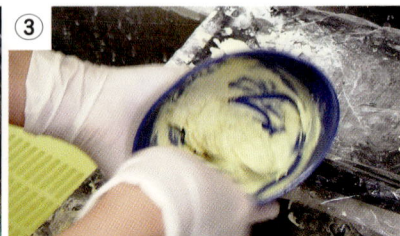

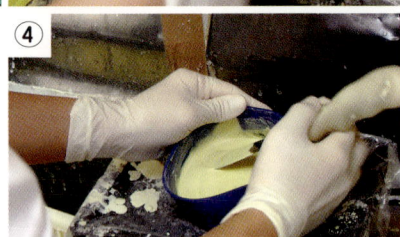

STEP 2

　次にラバーボウルに石膏を入れて、撹拌しながら少しずつ水を入れていきます。石膏は、アルジネート印象材よりも混水比に敏感なので気をつけましょう。ある程度水と混和できたら、バイブレーター上で気泡を十分に抜くようにします。確実に気泡が抜け、なおかつスパチュラから少し垂れる程度の硬さがちょうどよい硬さでしょう。

②カップで正確に計量した水を少しずつ加えます。
②すばやく練り始めます
③バイブレーターの上で気泡を除去します。

STEP 3

　少しずつスパチュラに石膏を取って、印象面の深いところからバイブレーター上で流していきます。その際に、多くの石膏を一度に流さず、少しずつ流して、印象面全体に薄く石膏が回るようにします。その厚みを徐々に厚くするように、石膏を継ぎ足していくとよいでしょう。

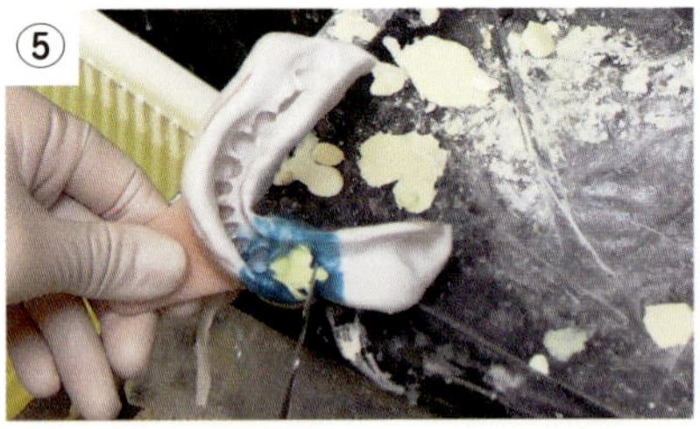

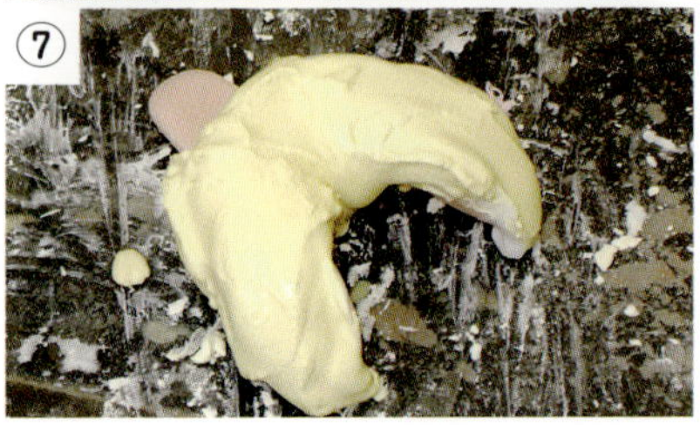

⑤印象面の深いところから、少しずつ石膏を注ぎます。
⑥気泡を抜くため、バイブレーター上で全体的に石膏を流します。
⑦石膏が流し込まれた状態。

石膏の注ぎかた　ステップでマスター　どうやって注ぐ？（上顎義歯の場合）

①石膏を注ぐ面の水分を、エアーで十分に吹き飛ばします。
②バイブレーター上で十分に石膏から気泡が飛んだのを確認し注ぎ始めます。

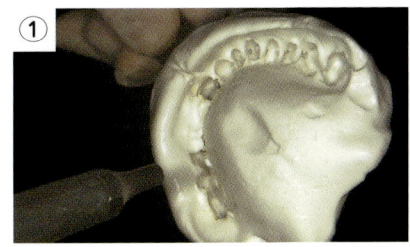

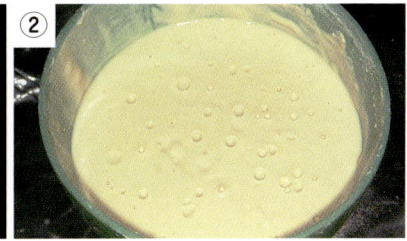

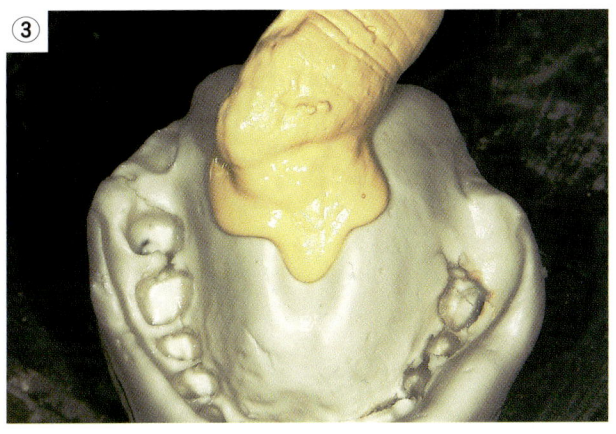

③バイブレーター上でスパチュラから少しずつ流します。

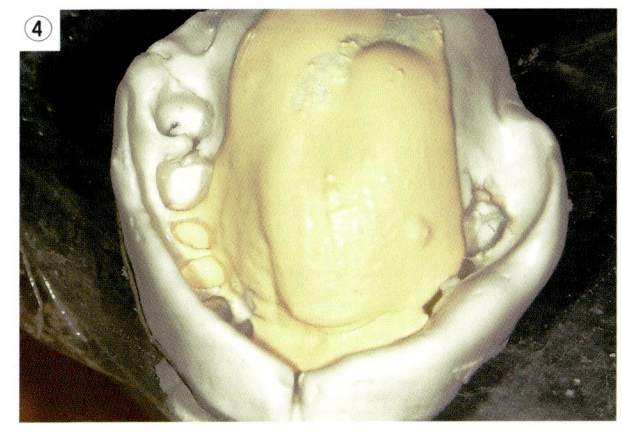

④歯型の部分に薄く全体に流れるよう、印象を回しながら石膏を流していきます。

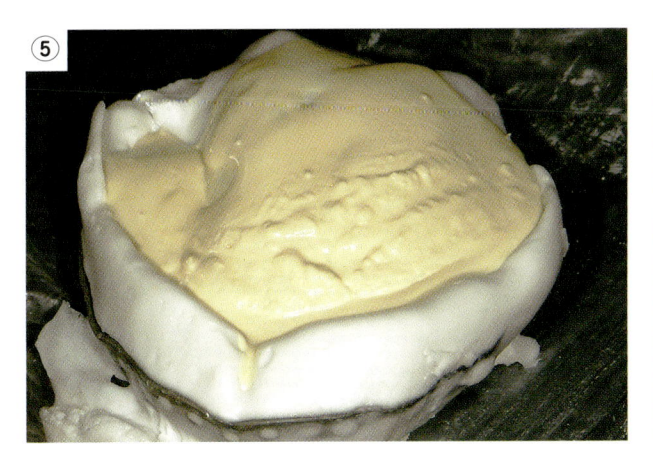

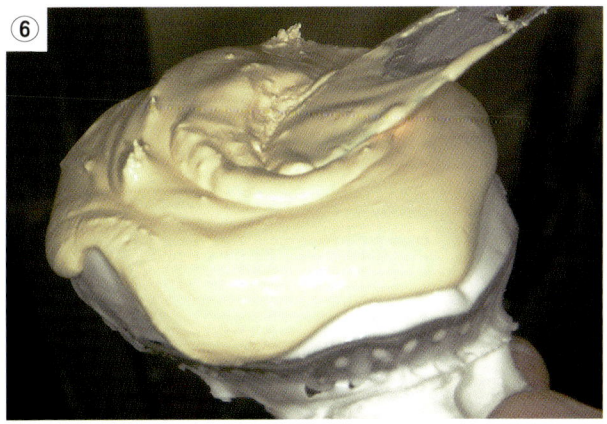

⑤全体に石膏が流れました。
⑥全体に流した後、さらにその上に石膏を盛っていきます。
⑦石膏が印象材の全周を十分に覆うように盛り上げます。この状態で、平らな面に伏せるようにして硬化を待ちます。その際に、印象面の外側にもスパチュラで石膏を押しつけておくとよいでしょう。

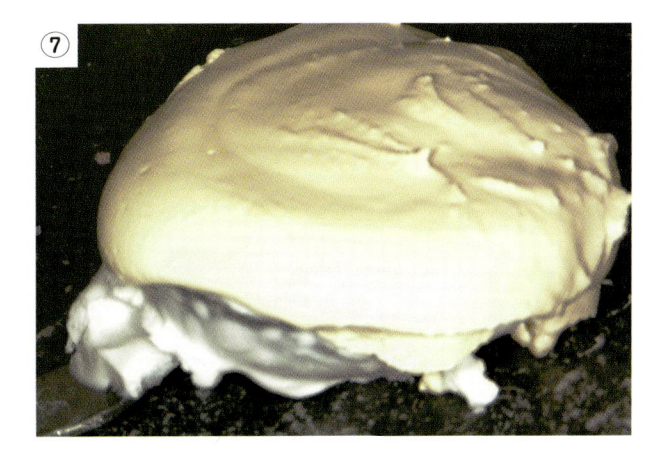

これでバッチリ！　義歯製作のアシスタントワーク

石膏模型　よくある失敗とその対策法①　気泡対策

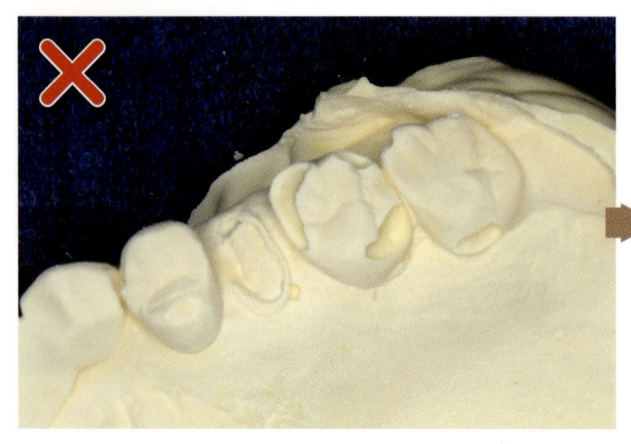

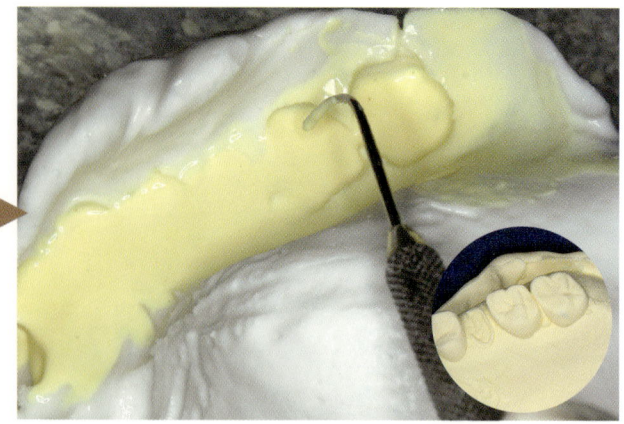

残存歯周囲に気泡が入ったまま石膏が硬化し、正確に再現できなかった石膏模型。気泡は残存歯付近に生じやすい。

石膏を注いだ後に、探針などを用いて気泡を取り除くようにします。

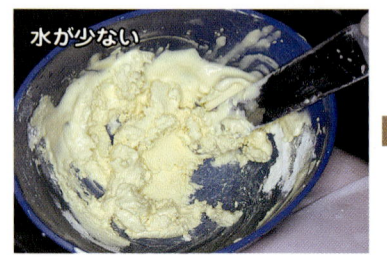

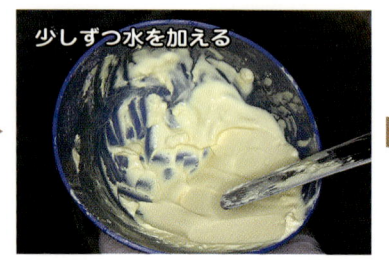

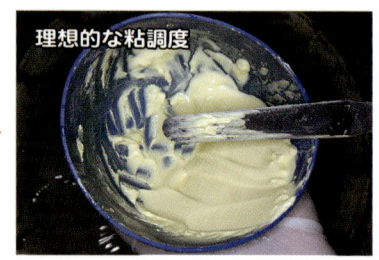

水が少ない → 少しずつ水を加える → 理想的な粘調度

石膏が多く混水比が低い状態では気泡が入りやすくなります。水を少しずつ入れて、適切な混水比で注入するようにすることが、気泡対策の基本になります。

石膏模型　よくある失敗とその対策法②　石膏の量が不十分

石膏は、十分に注ぐことがポイントです。たとえば、印象面の辺縁までしっかり石膏が覆っていないと、頰側の辺縁の再現が不十分な石膏模型になってしまいます。

①ひととおり流しましたが、まだ粘膜面まで石膏が流れていません。
②十分に石膏を注いでいるようですが、これでは歯型しか模型に再現されません。側面にも盛り上げるようにしましょう。
③口蓋部の石膏の厚みが足りません。さらに盛り上げるようにしましょう。
④この状態が理想的な状態です。

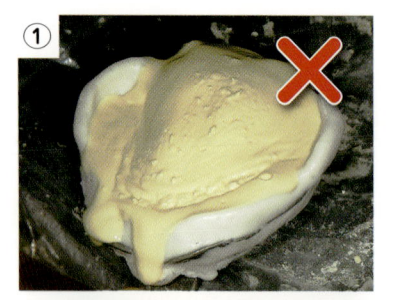

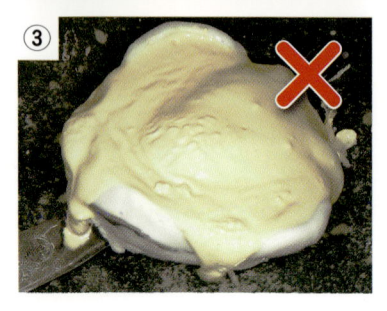

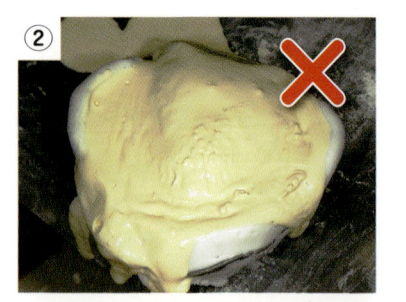

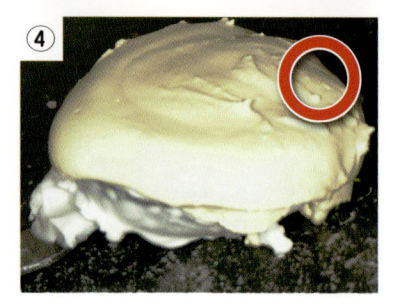

3

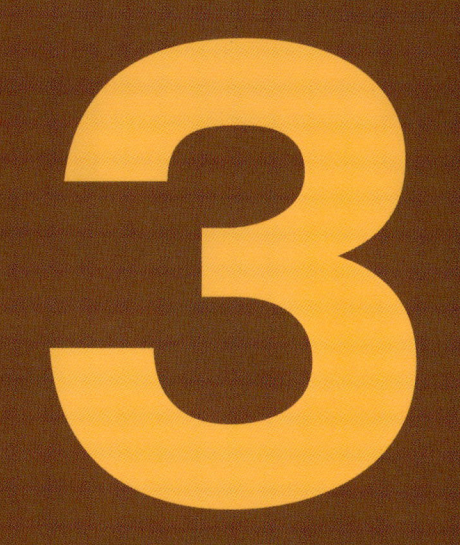

義歯装着患者への
プロフェッショナルケア
＆ セルフケア指導

これでバッチリ！　義歯製作のアシスタントワーク

義歯装着患者の口腔はリスクがいっぱい・1
義歯装着患者の口腔内は変化する

顎堤粘膜の経時的変化を理解しよう

　欠損部の顎堤の高さは、経時的に徐々に低くなってきます。特に下顎の顎堤では、義歯を使用していると咬合圧が加わるため、その高さに変化が生じやすいです。

　一方、前噛みの癖がある場合には、上顎前歯部の顎堤がぶよぶよになることがあります（これをフラビーガムといいます）。

● 顎堤粘膜の経時的変化のメカニズム

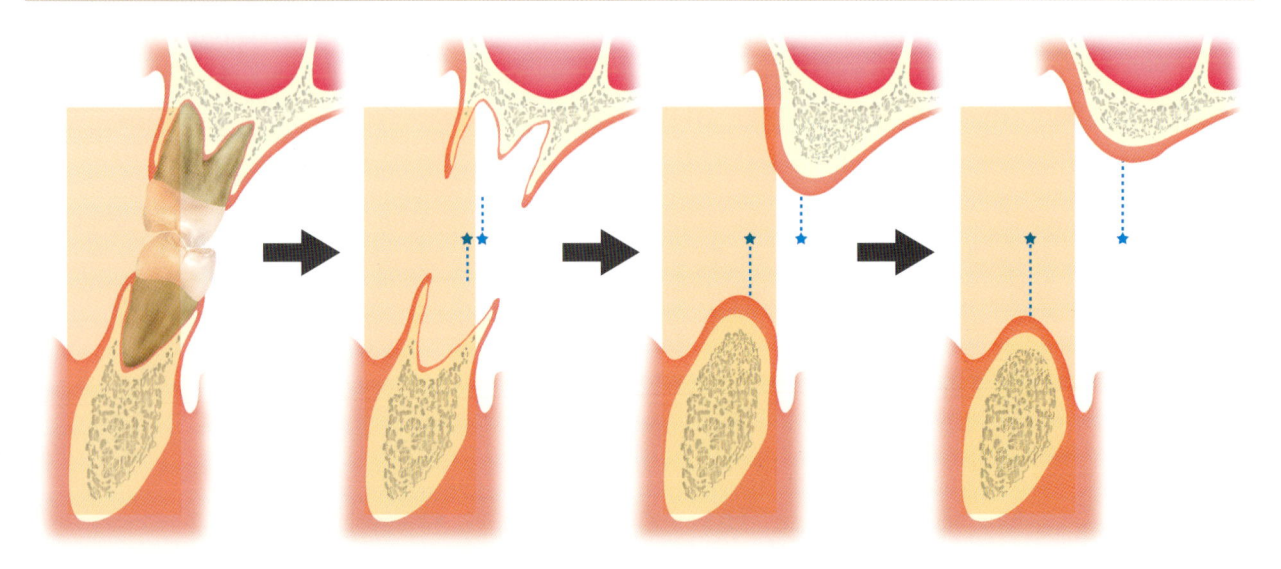

残存歯がある場合、上顎の歯は下顎の歯に対して外側に位置します。しかし歯をいったん喪失すると、その欠損部顎堤の骨は、上顎は頬側から、下顎は舌側から吸収していきます。下顎はどんどん薄くなり、上顎は低く広くなります。その結果、歯槽頂の位置が大きくずれ、最終的には反対咬合の状態になってしまいます。図中のベージュの領域はすべて同じ位置、同じ大きさで描かれていますが、顎骨のイラストと比較すると、吸収が進むにつれ上下の顎骨が変化していくのがわかります。青★は上下顎の歯槽頂の位置を示していますが、吸収が進むにつれ、上下顎間の幅が広がっていくことがわかります。

第3部　義歯装着患者へのプロフェッショナルケア＆セルフケア指導

● 変化した顎堤粘膜の例〜6年間の変化〜

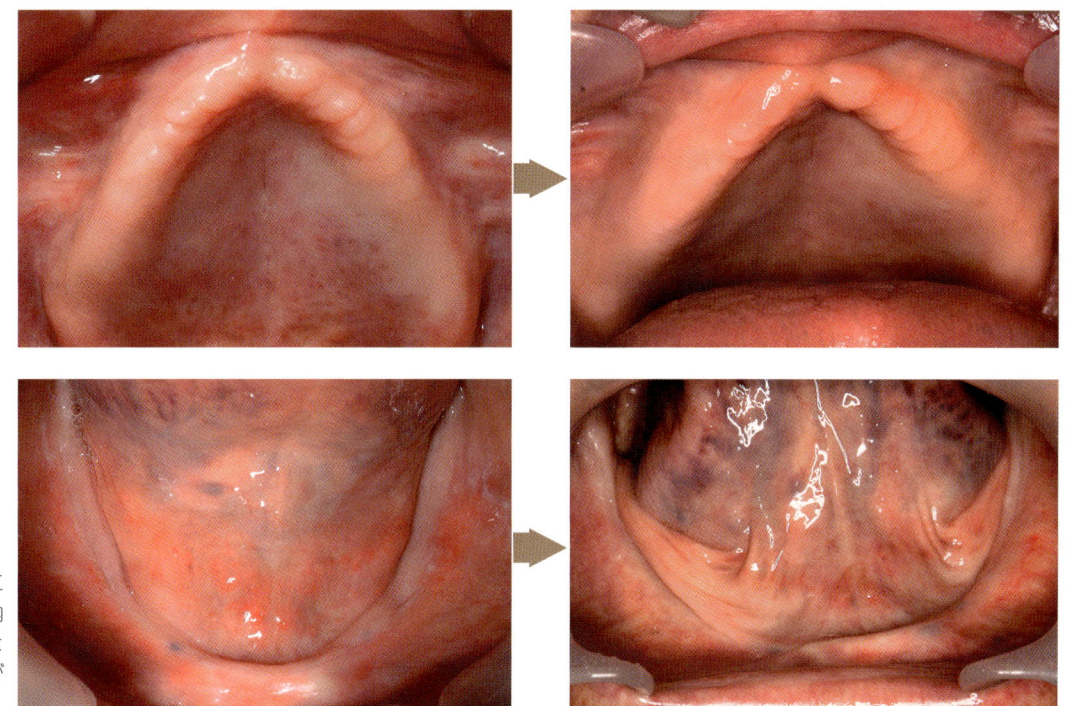

下顎の顎堤は外に広がり、上顎は内側に小さくなるような吸収の傾向がみられます。

顎堤粘膜の変化で、どんな影響が生じるのでしょう

顎堤粘膜が薄くなると、少し義歯が動揺しただけで粘膜をこするようになり、そこに擦過傷のような白くなった変化が見られるようになります。

● 顎堤粘膜の変化が導いたもの……

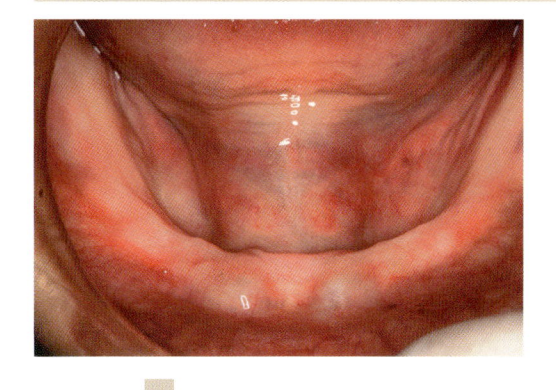

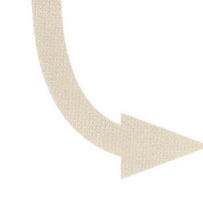

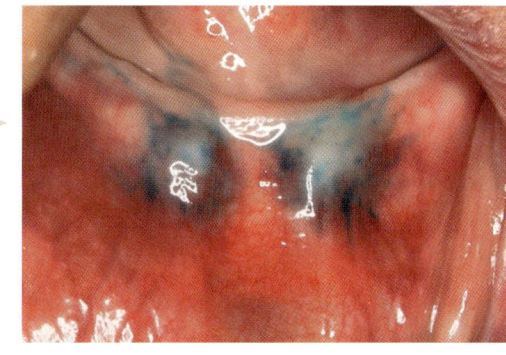

顎堤粘膜が変化したにもかかわらず、適合していない義歯を使い続けた結果、擦過傷ができてしまいました。

71

義歯装着患者の口腔はリスクがいっぱい・2
残存歯が抱えるリスクを理解しよう

部分床義歯にとって、残存歯は要の歯です

　部分床義歯では、**第1部**で解説したように、残存歯に維持を求めています。たとえば、レストとクラスプが設計されていた維持歯が保存不可になり抜歯になるとどうなるでしょうか？　維持歯がなくなることにより、義歯の設計を変える必要が生じます。

　部分床義歯にとって残存歯はとても重要な存在です。ゆえにホームケアやプロフェッショナルケアの充実が必須です。

● 維持歯がなくなると、部分床義歯の設計が変わってしまう

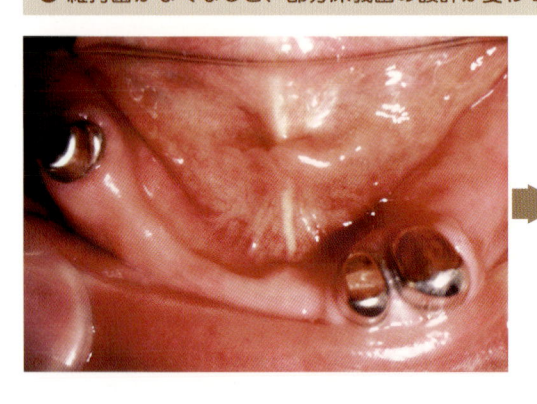

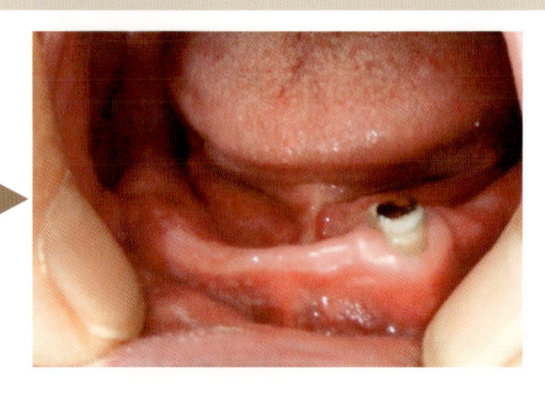

はじめは3本の歯で支えていましたが、その後維持歯2本を喪失してしまいました。

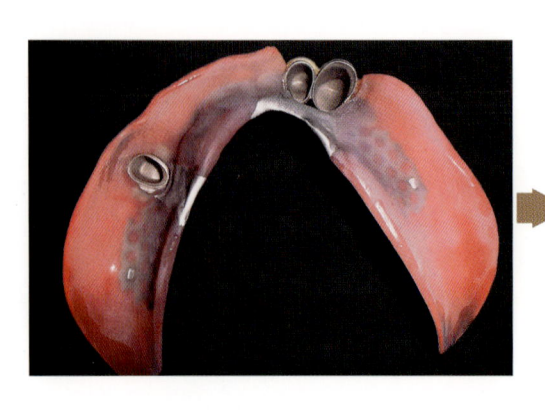

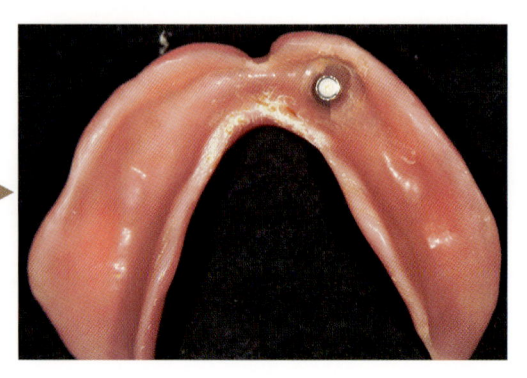

維持歯が減少した結果、義歯の設計が大きく変わりました。

残存歯が抱えるリスクには何がある？

義歯を装着すると、プラークの沈着が促進されます。そのため、残存歯のなかでも、特に義歯や維持装置が接している部分には、う蝕や歯周病が発症しやすくなります。また、維持歯には咬合圧という負担がかかるために、動揺したり、破折も起こりやすくなります。

● 支台歯のう蝕

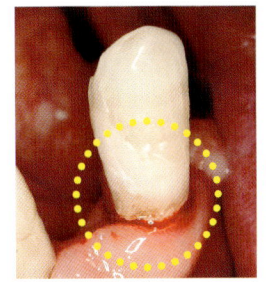

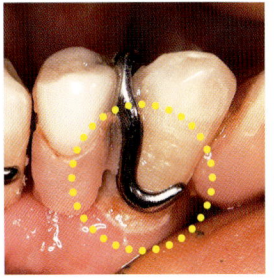

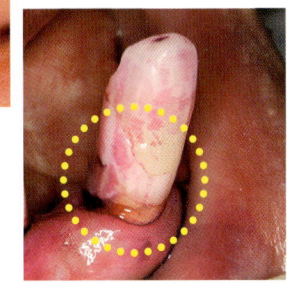

根面う蝕予防のためコンポジットレジン修復を行いましたが、清掃状態が不良のため、予防の甲斐なく維持歯がう蝕になってしまった例。

● 維持歯の歯周病

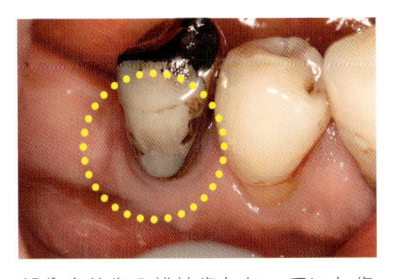

部分床義歯の維持歯となっていた歯が歯周病で抜歯となり……

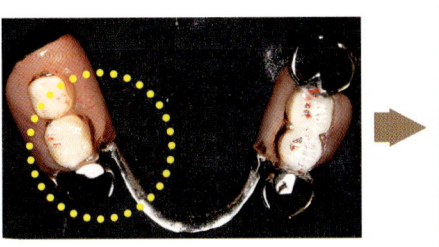

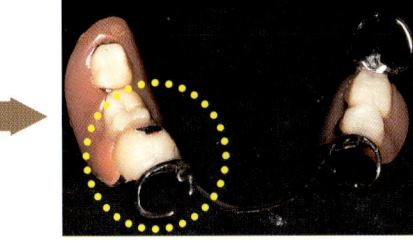

増歯・増床などの設計変更が必要になりました。部分床義歯では、メインテナンスがその後の義歯の設計・咬合様式などに関係してくることがわかります。

● 歯周病と歯根破折の合併

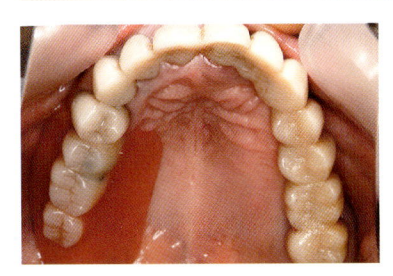

右側のみの片側の部分床義歯が装着され、左側は長いブリッジが装着されています。

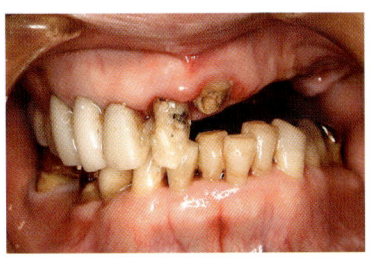

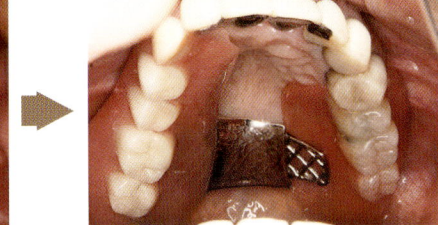

歯周病による抜歯と歯根破折により、左側のブリッジが崩壊しました。右側の義歯の設計を変更し、両側をサポートする義歯にしました。

プロフェッショナルケアとセルフケア指導・1
口腔粘膜へのプロフェッショナルケアとセルフケア指導

まずどこに着眼する？ チェックする？

　義歯や残存歯の清掃と同じように、口腔粘膜も清掃する必要があります。

　口腔粘膜のケアを怠ると、赤色カンジダ症など感染が生じて、ピリピリするといった不快感が生じることがあります。また、舌苔が多く付着すると、口臭や誤嚥性肺炎、味覚に異常が生じることもあります。

　要支援・要介護高齢者の患者さんの場合、自分自身でできるケアと、介助が必要なケアがあります。その患者さん自身でできること・困難なことを判断して、適切なアドバイスをすると同時に、介助者にもホームケアのポイントを指導しましょう。

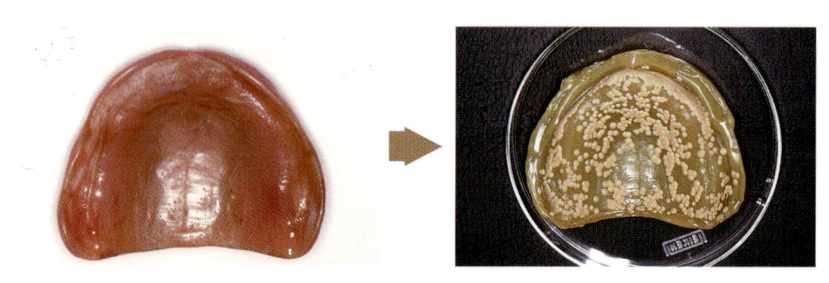

きちんと清掃・管理のされていない義歯を細菌培養してみると、思いもよらない数の細菌が繁殖していることがわかりました。

ということは

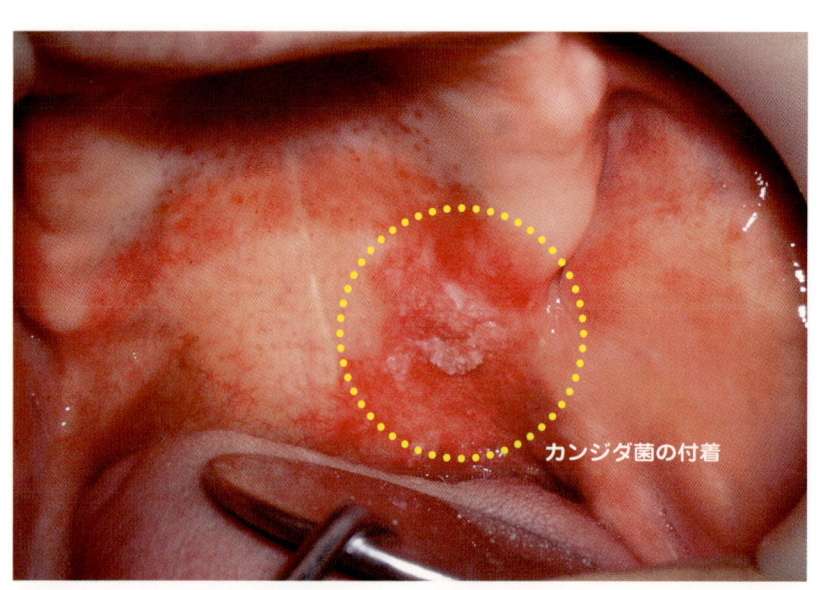

カンジダ菌の付着

ある患者さんの上顎の粘膜の状態。カンジダ菌に感染しています。義歯の管理はもとより、口腔粘膜のケアも必須なことがわかります。

第3部　義歯装着患者へのプロフェッショナルケア＆セルフケア指導

口腔粘膜ケアの行いかたとポイント

① 義歯の清掃不良による病変が生じている口腔粘膜へのプロフェッショナルケア

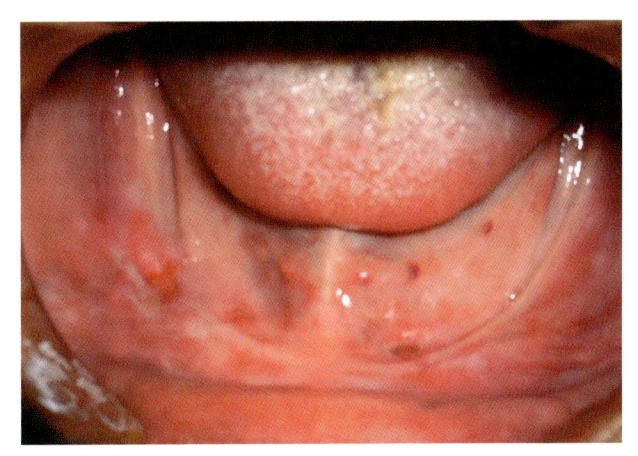

口腔粘膜に炎症（カンジダ症）が見られます。

プロフェッショナルケアでは……

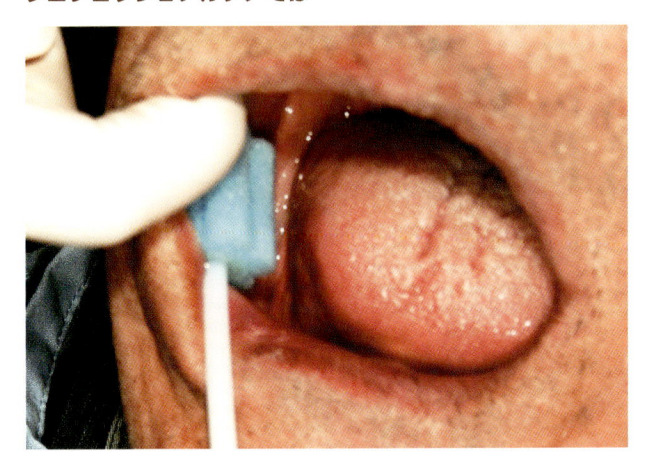

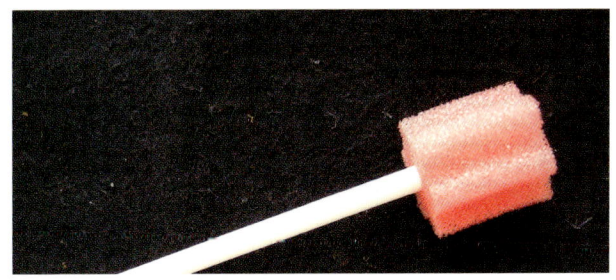

スポンジのようなもの（クルリン棒など）を使用して、ていねいに傷つけないように清掃します。

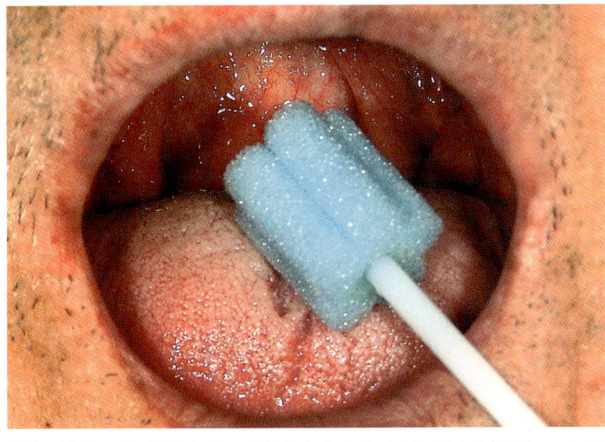

汚れが多い患者さんの口腔内をきれいにしてあげると、とても爽快感があり、患者さんに喜ばれます。

ケア時の留意点

　口腔ケアを行う際には、その義歯に問題が多いのか、ただ単に患者さんの清掃不足なのかを判断したうえで、個人個人の特性に応じた方法で清掃指導を行う必要があります。

　ホームケアでは、スポンジ（クルリン棒など）のほか、綿棒も便利な道具として使用できます。歯肉頰移行部や後方臼歯部、上顎結節などは、とてもきれいにすることができます。

② 舌苔が多く付着した舌のケア方法

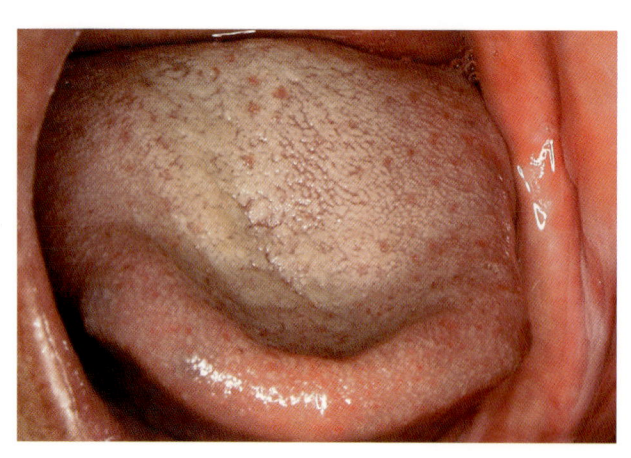

口腔粘膜の清掃はできていても、舌の汚れがひどい場合には、患者さんの認識がないか、唾液分泌が悪いと考えましょう。

舌ブラシを使用してプロフェッショナルケアの実施＆セルフケアをしてもらう

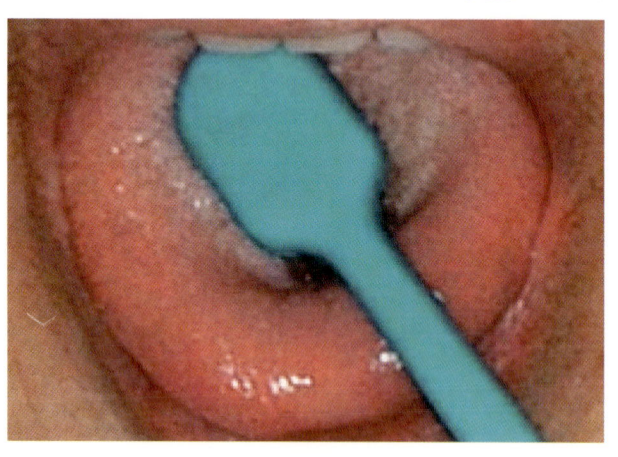

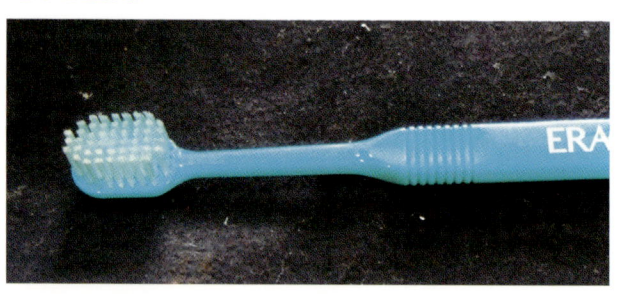

舌ブラシを使用します。強くこすってしまうと痛みを訴えるので、注意します。

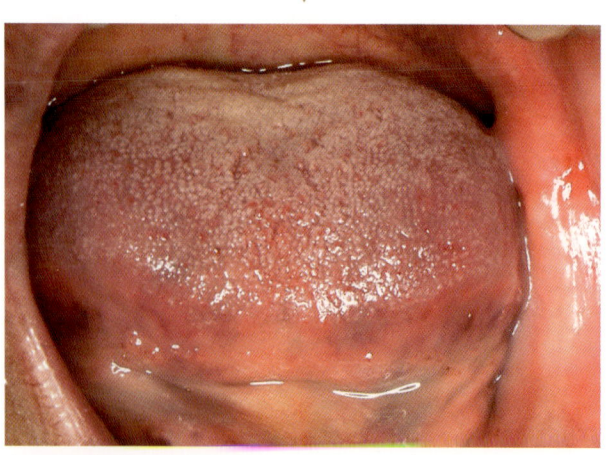

▼
▼
▼

どんな器具を使用してもよいのですが、確実に汚れを取ることが大切です。

ケア時の留意点

舌苔がこびりついている場合には、患者さんが舌を清掃する認識がないことが多いです。ホームケアでも舌ブラシを使う習慣をつけてもらいましょう。

また近年では、口腔乾燥症のように唾液の出ない患者さんも多く、そういった患者さんでは舌苔が多く見られます。このような患者さんの場合は、人工唾液などを使用して、常時口腔内を湿った状態に保持することも考えてみましょう。

③ 維持装置周辺の汚れが取れていなく、歯肉が炎症を起こしている部位のケア方法

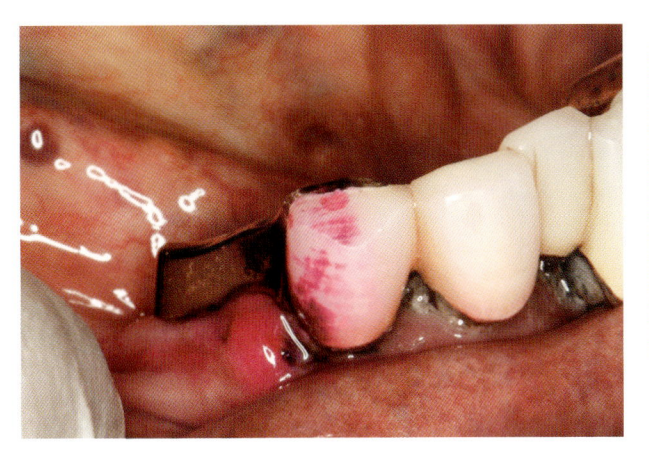

> **ケア時の留意点**
>
> 複雑な維持装置ゆえに、その部位の管理が困難な場合では、口腔の健康を維持するためにも、義歯の新製を検討するのも1つの方法かもしれません。
> シンプルな構造で、機能を損なうことのないような形態に変更できるのであれば、患者さんに紹介・説明してみてはいかがでしょうか？

複雑な維持装置ゆえに、その周辺のプラークが除去できず、歯肉に炎症が見られます。

セルフケアでは……

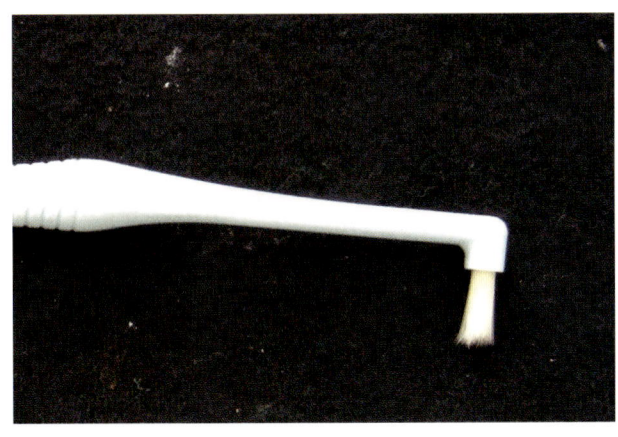

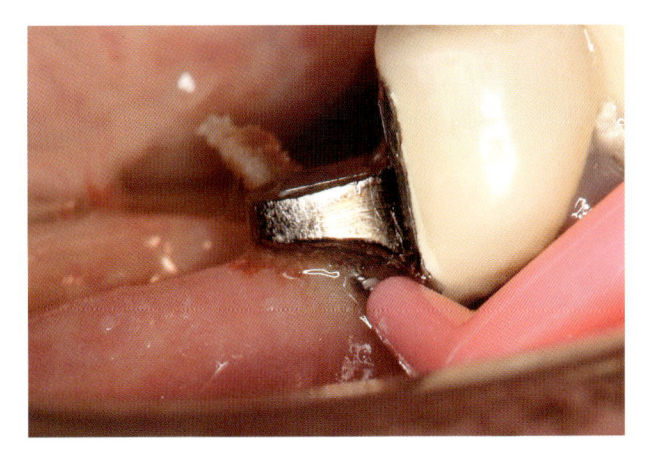

タフトブラシや小さいヘッドの歯ブラシ、歯間ブラシを用いてケアしてもらいます。ただし維持装置の構造によっては、セルフケアが非常に困難な場合もあります。

プロフェッショナルケアでは……

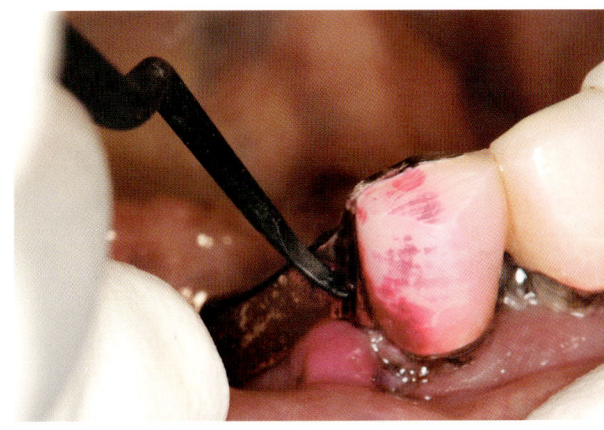

プロフェッショナルケアでは、付着したプラークや歯石をプラスチックスケーラーで除去するとよいでしょう。

プロフェッショナルケアとセルフケア指導・2
残存歯・維持歯へのプロフェッショナルケアとセルフケア指導

まずどこに着眼する？ チェックする？

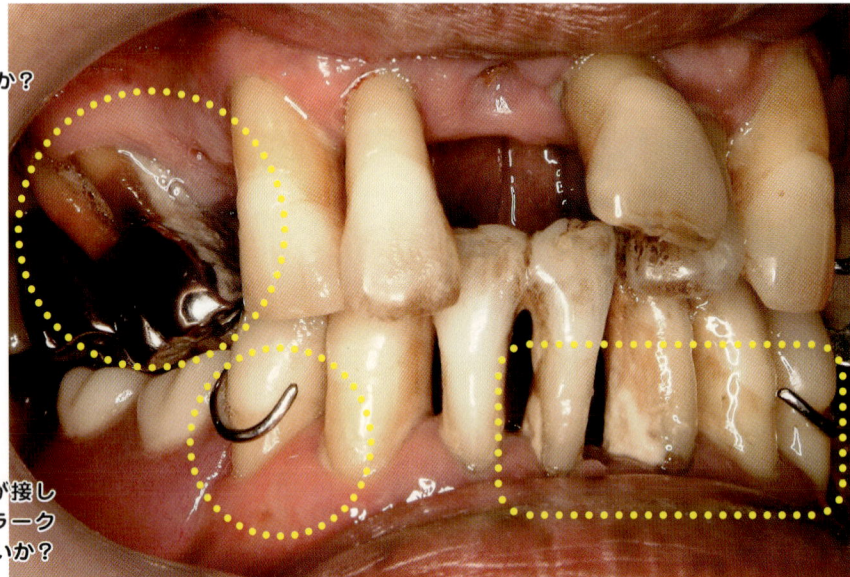

ここに着眼！
動揺や破折はないか？

ここに着眼！
義歯や維持装置が接している部分にプラークの沈着、う蝕はないか？

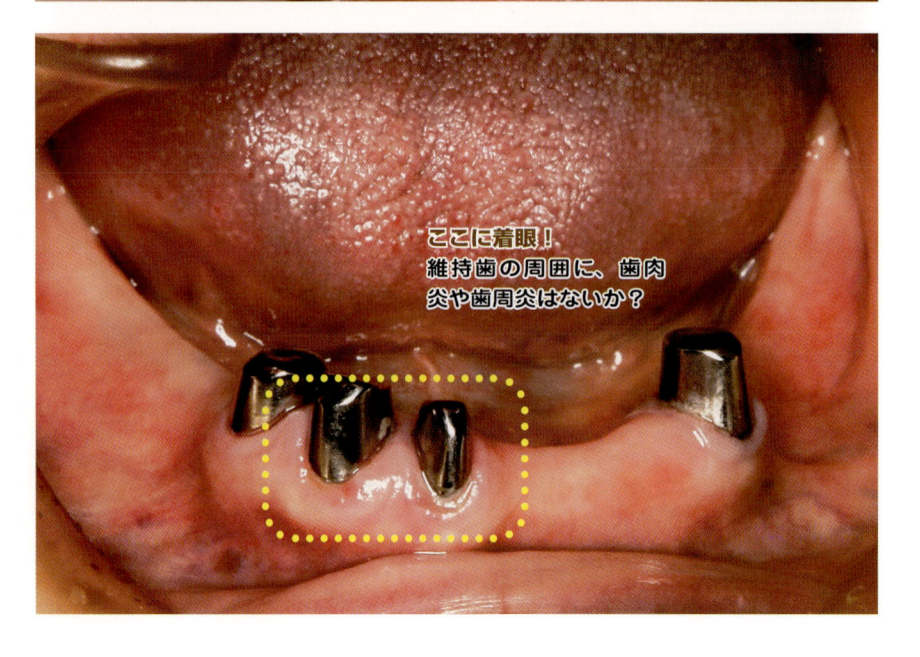

ここに着眼！
維持歯の周囲に、歯肉炎や歯周炎はないか？

第3部 義歯装着患者へのプロフェッショナルケア&セルフケア指導

維持歯の欠損側隣接面と舌側は特に不潔になりやすいところです。また、鉤腕の下縁にあたる歯頸部やレストがある咬合面も不潔域です。孤立歯も不潔になりやすく、セルフケアでの清掃がしにくいので、プロフェッショナルケアでのサポートが必須でしょう。

患者さんには、「義歯の安定に、残存歯や維持歯の存在は重要」ということをしっかりと理解していただいて、積極的に残存歯や維持歯のセルフケアを行うよう、モチベーションをしておくことが求められます。残存歯や維持歯の状態に合わせて、歯ブラシの毛束のサイズ、毛質など選択して、磨きにくい部分にはタフトブラシや歯間ブラシ、デンタルフロスを使っていただきましょう。

要支援・要介護高齢者の患者さんでは、自分自身でできるケアと、介助が必要なケアがあります。その患者さんのできること・困難なことを判断して、適切なアドバイスと同時に、介助者にもホームケアのポイントを指導しましょう。

● メインテナンス時の残存歯の着眼点

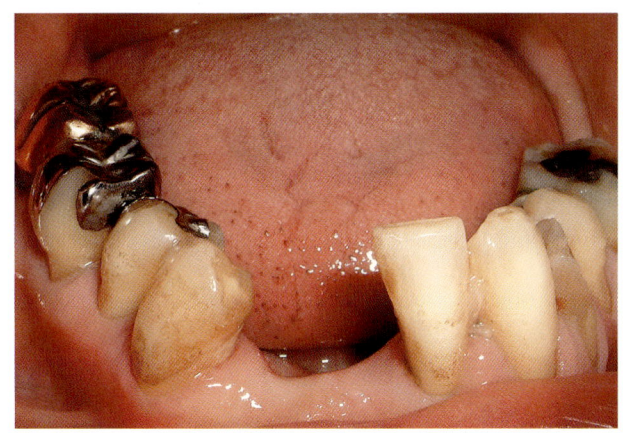

維持歯が傾斜していないか？

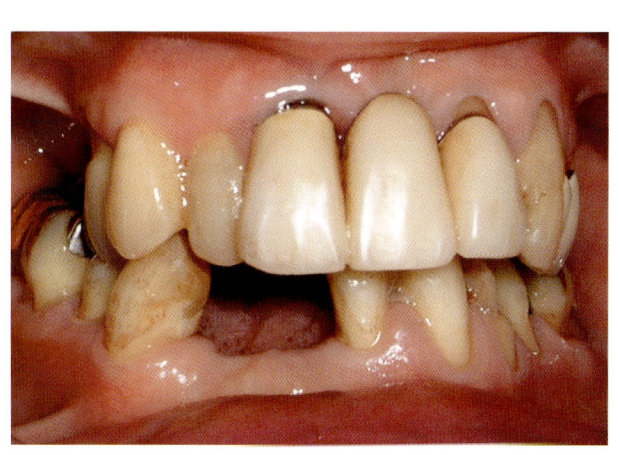

残存歯どうしの咬合が強くないか？

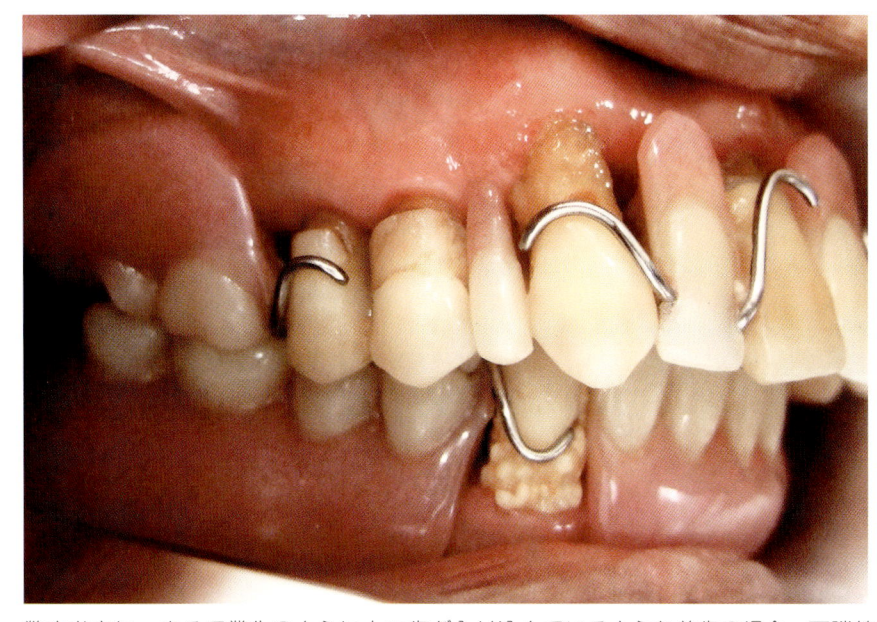

数本おきに、まるで叢生のように人工歯が入り込んでいるような義歯の場合、両隣接面の汚れがひどくなります。

79

これでバッチリ！　義歯製作のアシスタントワーク

残存歯・維持歯へのケアの行いかたとポイント

① 義歯装着患者へのプロフェッショナルケアは、基本的に通常のプロフェッショナルケアでOK

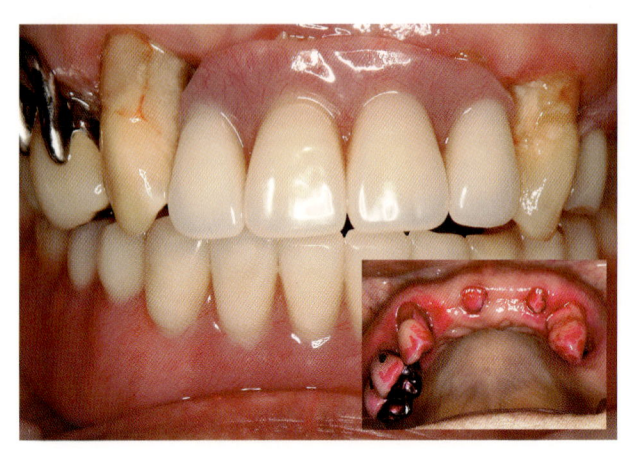

維持装置が接する部分に多くのプラークが付着していることがあります。

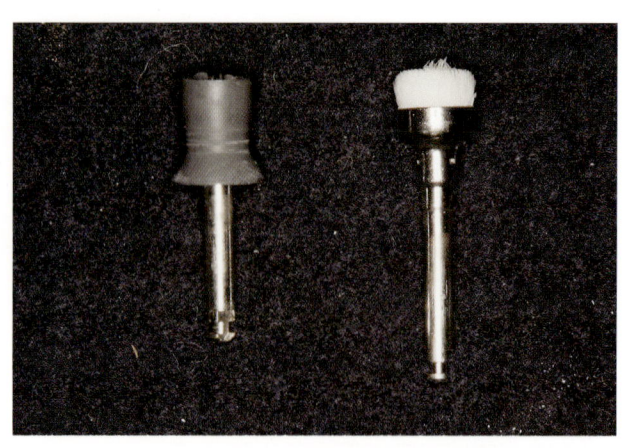

ラバーカップやロビンソンブラシなどを使用して、プロフェッショナルケアを行います。

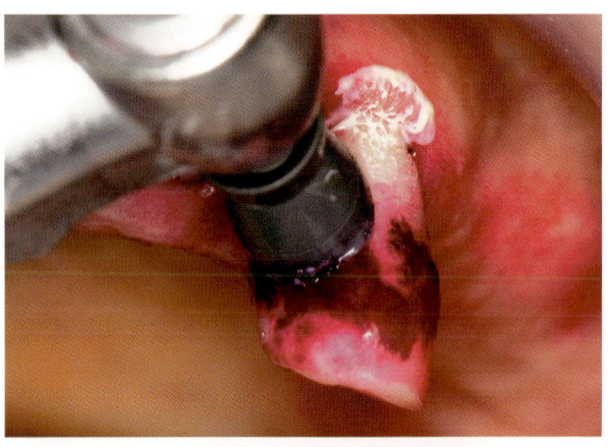

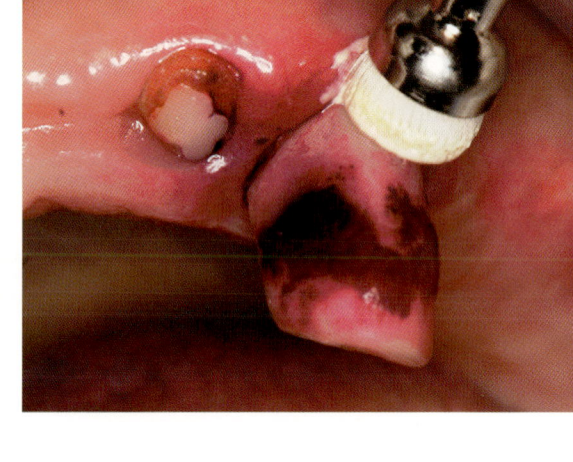

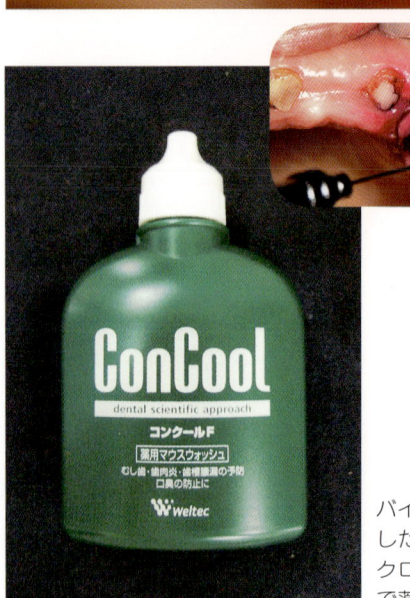

バイオフィルムを破壊した後に、グルコン酸クロルヘキシジンなどで薬液消毒します。

ケア時の留意点

　基本的には、通常のプロフェッショナルケアやブラッシング指導と同様に行います。

　プラーク染色液を用いて、汚れやすい部位を患者さんに確認してもらいながら、どのようにすれば清掃したい歯面に歯ブラシの毛先がしっかりと当たるのか指導することがポイントです。

　そして、天然歯が多く口腔内に存在する場合には、維持歯のクラスプや隣接面板が接する部分のう蝕の発生を予防するために、フッ化物やグルコン酸クロルヘキシジンの塗布を行うのもよいでしょう。

第3部 義歯装着患者へのプロフェッショナルケア&セルフケア指導

② オーバーデンチャーの支台歯などアタッチメントが装着された歯へのケア方法

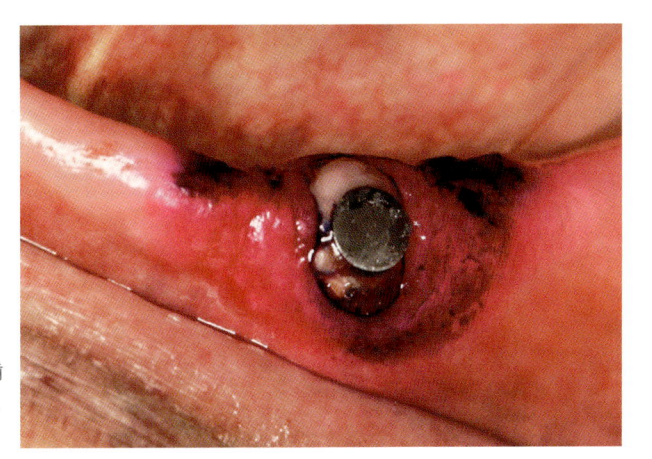

オーバーデンチャーの支台歯は、床下残根の状態になるので、とても清掃不良になります。

セルフケアでは……

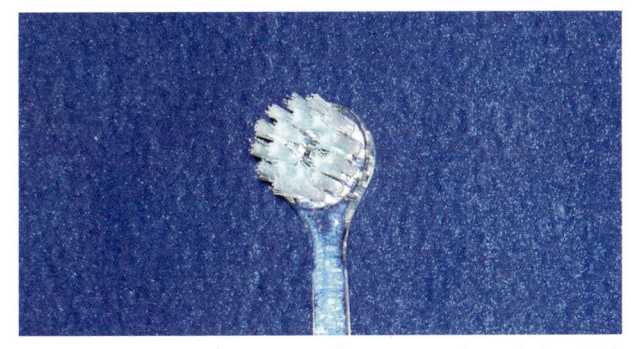

患者さんには、ドーナツ型のブラシや、回転運動する電動歯ブラシを使用してもらい、根面に付着したプラークの除去を積極的にしてもらいましょう。

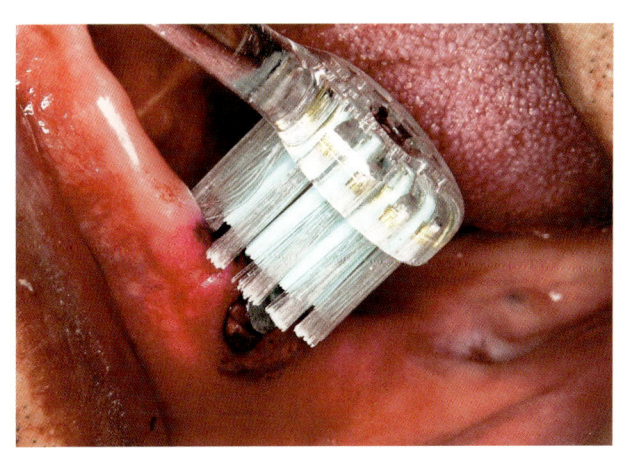

プロフェッショナルケアでは……

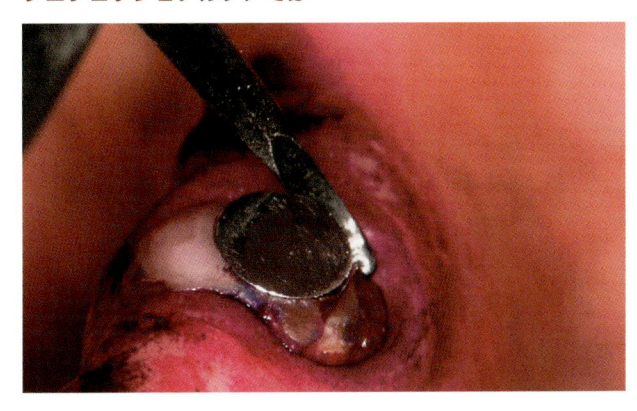

プロフェッショナルケアでは、プラスチックスケーラーで付着した歯石を除去することもあります。また、根面う蝕予防のために、フッ化物塗布を頻回に行いましょう。

ケア時の留意点

基本的には、通常のプロフェッショナルケアやブラッシング指導と同様に行います。

歯ブラシの毛先が歯肉と歯の境目にしっかり当たっているかを鏡で確認しながら、清掃するよう指導します。

フッ化物の塗布は積極的に行いますが、必要であれば、義歯側にフッ化物を塗布し、装着してもらう場合もあります。

③ プラークコントロールが難しい孤立歯を含む維持歯・残存歯へのケア方法

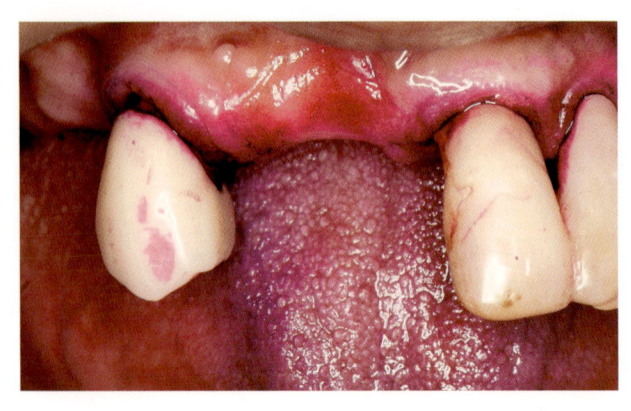

孤立歯は全周をきれいにしなければならず、プラークコントロールが難しいところです。

ケア時の留意点

残存した孤立歯は汚れやすく、清掃しにくい歯です。毛束が軟らかめで小さい歯ブラシやタフトブラシを使って清掃するように指導します。

動揺して脱落する可能性がある場合には、現状をよく説明して指で歯を固定しながら清掃するように指導します。

セルフケアでは……

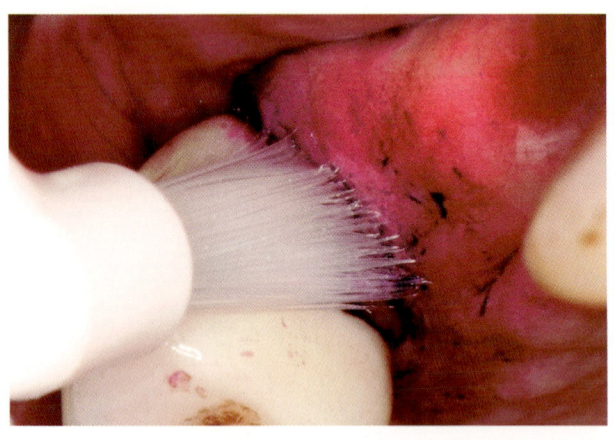

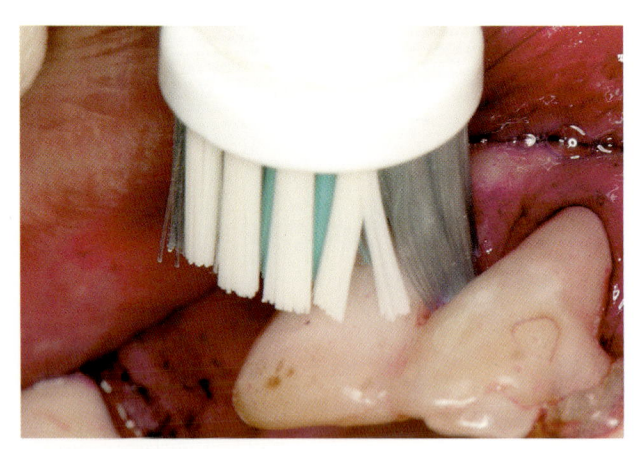

タフトブラシや回転運動する電動歯ブラシを使用すると、孤立歯周辺のプラークコントロールが容易に行えます。毛先が根尖までしっかり届くように指導しましょう。

プロフェッショナルケアでは……

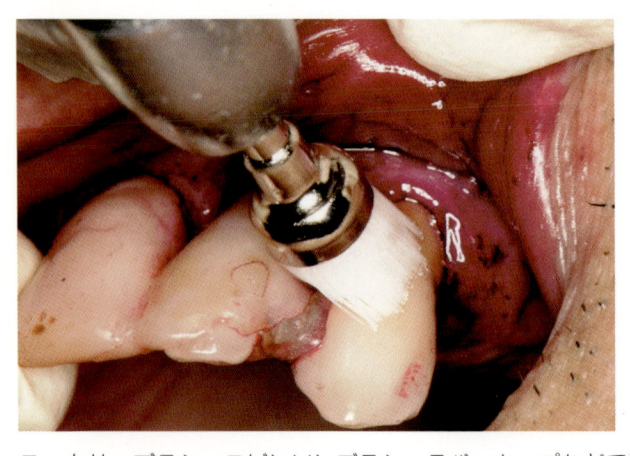

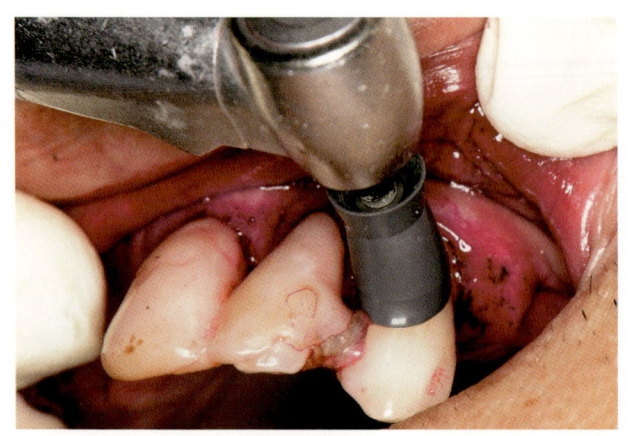

ロータリーブラシ、ロビンソンブラシ、ラバーカップなどで清掃します。フッ化物も積極的に応用しましょう。

第3部　義歯装着患者へのプロフェッショナルケア＆セルフケア指導

質問されたら正しく答えたい
義歯安定剤のこと

市販されている義歯安定剤は、どんなもの？

　義歯安定剤は、維持や安定の悪い義歯を口腔内で安定させるために用いるものです。性状により、ペーストタイプ、クリームタイプ、テープタイプ、パウダータイプの4種類に分類されます。

　ペーストタイプは、義歯と歯肉との隙間を埋める密着作用により、義歯の陰圧を回復します。

　クリームタイプは、主に粘着作用により義歯を安定させます。ペーストタイプより効果は弱いですが、密着作用もあります。

　簡単に使用できるテープタイプは、粘着作用により義歯を安定させます。

　パウダータイプは、粘着作用により義歯を安定させます。唾液と混ざると粘性を増すことから、咬合床の内面に塗布して咬合採得時に使用するケースもあります。

● 市販されている義歯安定剤の例

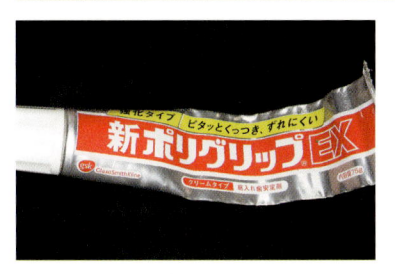

クリームタイプ義歯安定剤の一例。

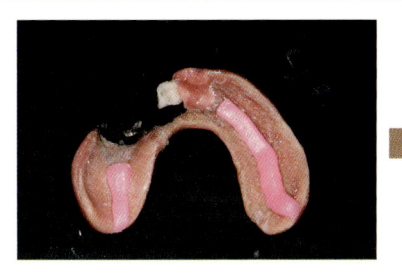

義歯内面への貼布例。

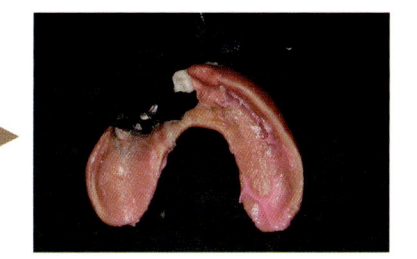

咬合圧をかけた状態。クリームが全体に広がります。

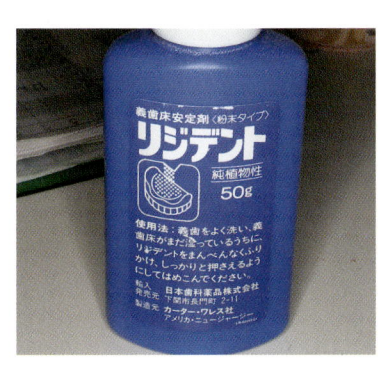

パウダータイプ義歯安定剤の一例。

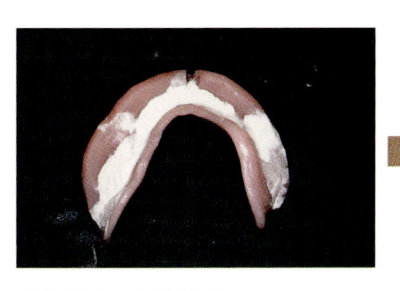

義歯内面への貼布例。

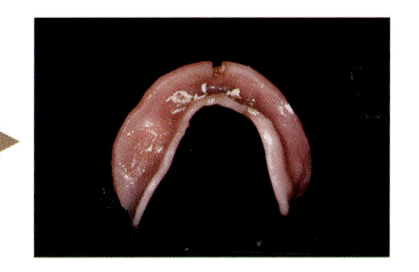

咬合圧をかけた状態。

83

義歯安定剤のメリット・デメリット

義歯安定剤のメリット

大きく分けると、メリットは以下の4つに集約されます。

- 義歯の動揺の改善
- 義歯と粘膜との隙間への食物の混入を防止
- 粘膜の痛みの緩和
- 義歯が外れるという不安感の解消

また、右の写真のように、場合によっては義歯の簡易的な修復にも使えるときがあります（ただし、すぐに歯科医院にて修理する必要があります）。

● 義歯破損！　緊急時にも活用できる義歯安定剤

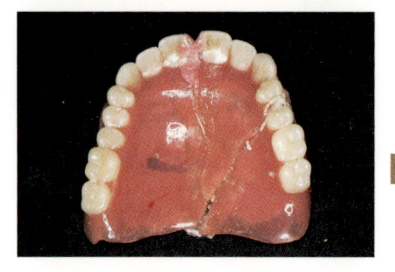

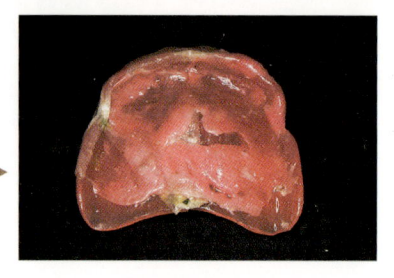

旅行中に突然上顎の総義歯が破折して、咀嚼機能障害が生じたという患者さんがいました。

パテタイプの義歯安定剤を緊急に使用することで、咀嚼機能が（不完全とはいえ）回復したそうです。

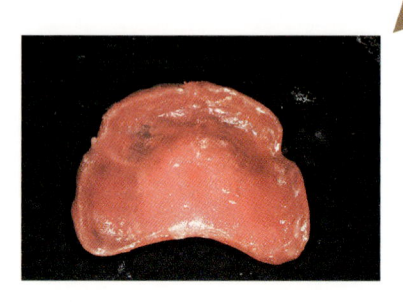

その後すぐに歯科医院へ行き、修理できました。

義歯安定剤のデメリット

デメリットも十分に理解して、患者さんに説明できるようになりましょう。

- 不適合な義歯に対して連用すると、不均等な圧がかかるため、顎骨が吸収される可能性がある。
- 義歯と安定剤に入り込んだ汚れはカンジダ菌の温床になるため、義歯性口内炎などになりやすい。
- こまめに取り替えなければならない（長期間使用できない）。

● 義歯安定剤の使用により不均一な圧が生じ、粘膜に傷がついてしまうことも…

パテタイプの義歯安定剤を義歯内面に敷き、総義歯を使用していた患者さんです。

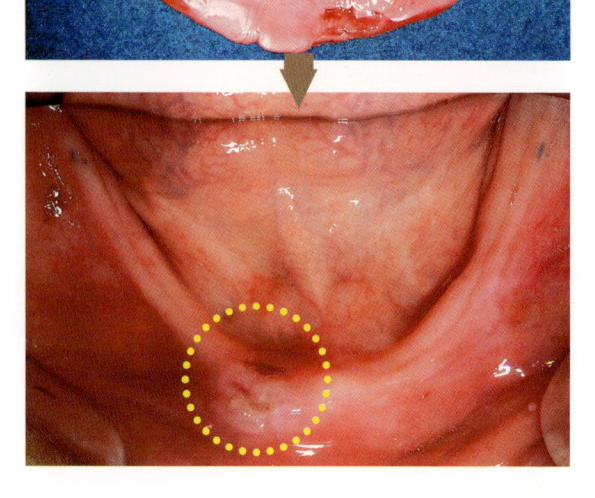

粘膜の被薄な部分や咬合圧が強くかかる部分に、傷がついてしまっています。

84

4

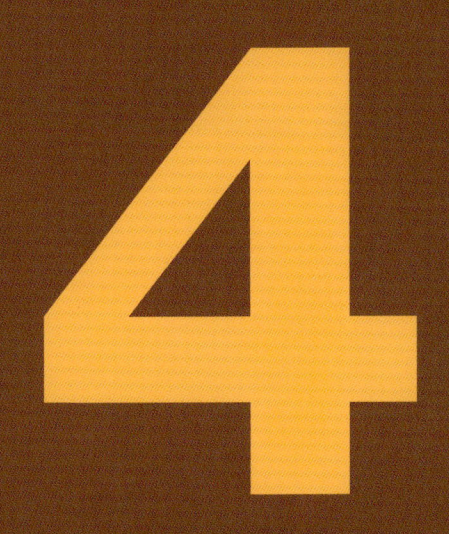

義歯の清掃
プロフェッショナルクリーニングとセルフクリーニング指導

義歯の汚れがもたらす、大きなリスク

義歯の汚れは、口腔粘膜に影響を与える

　部分床義歯が汚れていると、残存歯や維持歯のう蝕や歯周炎の原因になることが数多く報告されています。また近年では、歯周炎に関与する歯周病菌と、糖尿病のような生活習慣病との間に関連があることも報告されています。

　総義歯・部分床義歯の区別なく、義歯床部分の汚れは、口腔粘膜にもさまざまな影響を与えます。デンチャープラーク中の真菌による、口腔粘膜部のカンジダ症などに代表される床下粘膜の発赤、浮腫性変化などが生じます。この発赤や浮腫により、咬合時に疼痛が生じ、咀嚼機能に障害が生じることもあります。これら疼痛から生じる咀嚼障害は、間接的に胃粘膜などの炎症にも影響を及ぼすことがあると考えられています。

● 義歯の汚れが招く、口腔粘膜の炎症

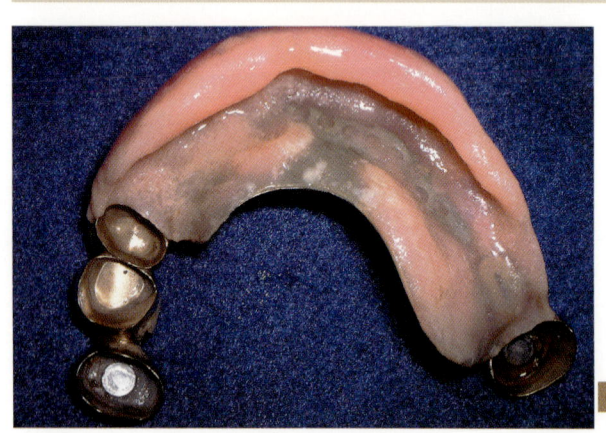

上顎義歯内面および維持装置の内面が著しく汚れています。

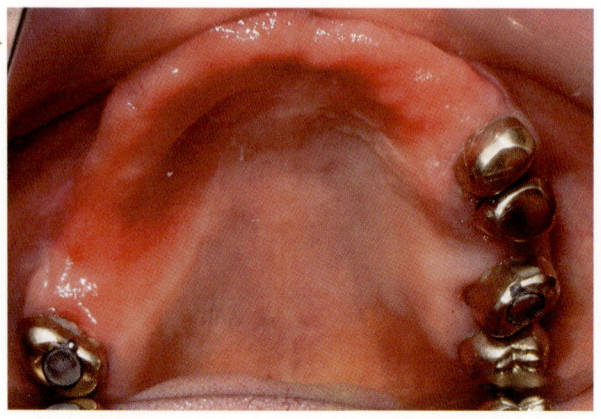

それにともなって、口腔粘膜の炎症や病変が顕著になっています。

クラスプの汚れは、維持歯に影響を与える

クラスプの汚れが、維持歯のう蝕を誘発！

クラスプ周辺は、特に不潔になりやすいところです。クラスプにプラークが付着したまま長期間放置されると、いうまでもなく維持歯はう蝕になります。維持歯のう蝕は部分床義歯の再製作にもつながる重要な疾患の1つです。

● クラスプの汚れと維持歯のう蝕の関係

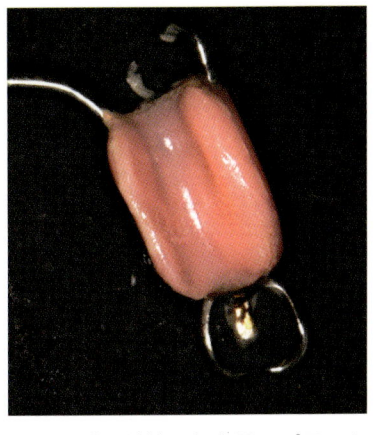

クラスプに付着した大量のプラークの一例。

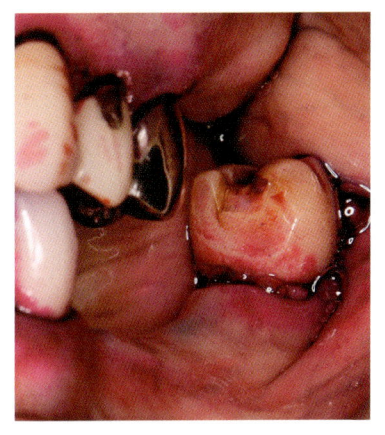

維持歯にもプラークが付着し、根面う蝕になってしまいました。

義歯の汚れは、誤嚥性肺炎のリスクを高める

誤嚥性肺炎をご存知ですか？

誤嚥性肺炎とは、誤嚥または誤飲をきっかけとして発症する肺病変のことです。

誤嚥性肺炎は、食物、液体、胃内容物、そして咽頭分泌物を誤嚥・誤飲し、これらが気道に迷入した時に発生します。嚥下運動は通常、口腔期（第一期）、咽頭期（第二期）、食道期（第三期）の3つの段階に分けられていますが、これらの運動機能に障害が生じ、特に咽頭期で誤嚥が生じやすくなります。

デンタルプラークも誤嚥する可能性があるため、口腔ケアが重要になります。

● 誤嚥性肺炎のメカニズム

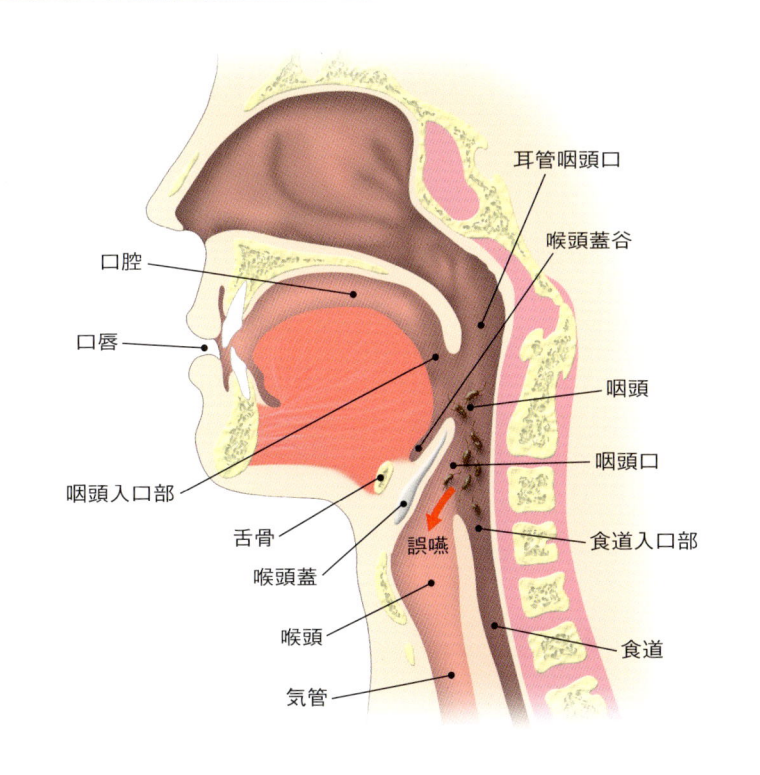

口腔／口唇／咽頭入口部／舌骨／喉頭蓋／喉頭／気管／耳管咽頭口／喉頭蓋谷／咽頭／咽頭口／誤嚥／食道入口部／食道

義歯の汚れは、どんなところに付着しやすいのでしょうか？

総義歯の汚れ　どこに付着しやすい？

● 人工歯のアンダーカット部・歯頸部

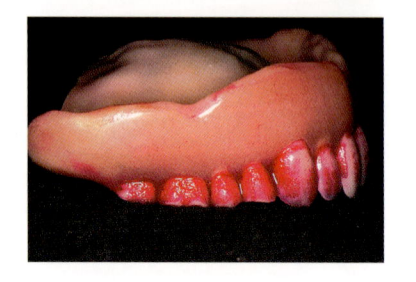

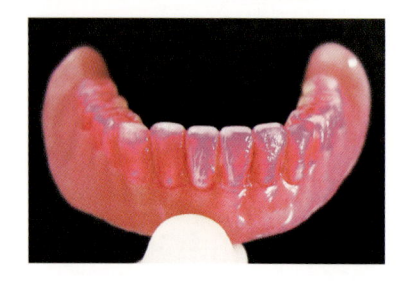

上下顎ともに、頰側のアンダーカット部と人工歯の歯頸部付近には強固な汚れが付着しやすいところです。

● 人工歯の咬合面

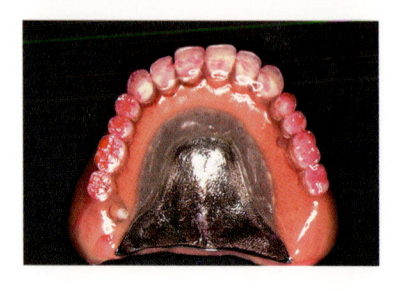

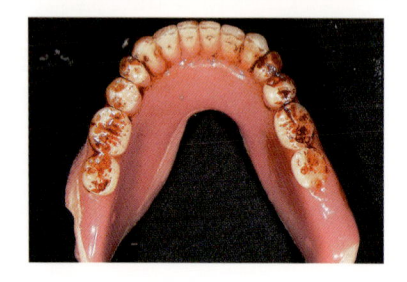

通常、咬合面は裂溝に汚れがよく付着します。裂溝以外にも多くの汚れが見られる場合は、
①義歯用ブラシによる清掃がうまくできていない
②しっかりと咬合が行われていないため自浄作用が弱い
可能性があります。特に②の場合、この義歯を使用していないおそれもあるので、状況を確認しましょう。

● 義歯粘膜面

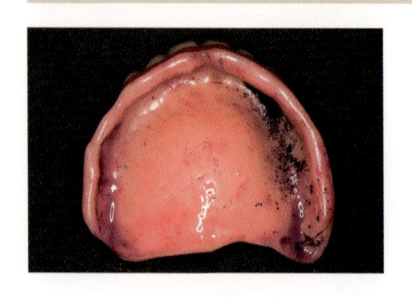

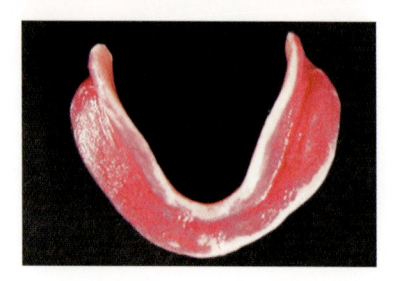

上顎義歯粘膜面の深部に汚れが多く残る場合は、その義歯床内面の適合性が悪いことが多いです。また下顎義歯内面は、適合のよい義歯であっても動揺により食物残渣が入りやすく、汚れが残りやすいところです。
　この部分の汚れは、顎堤粘膜の汚れに直接関与しています。

第4部　義歯の清掃　プロフェッショナルクリーニングとセルフクリーニング指導

部分床義歯の汚れ　どこに付着しやすい？

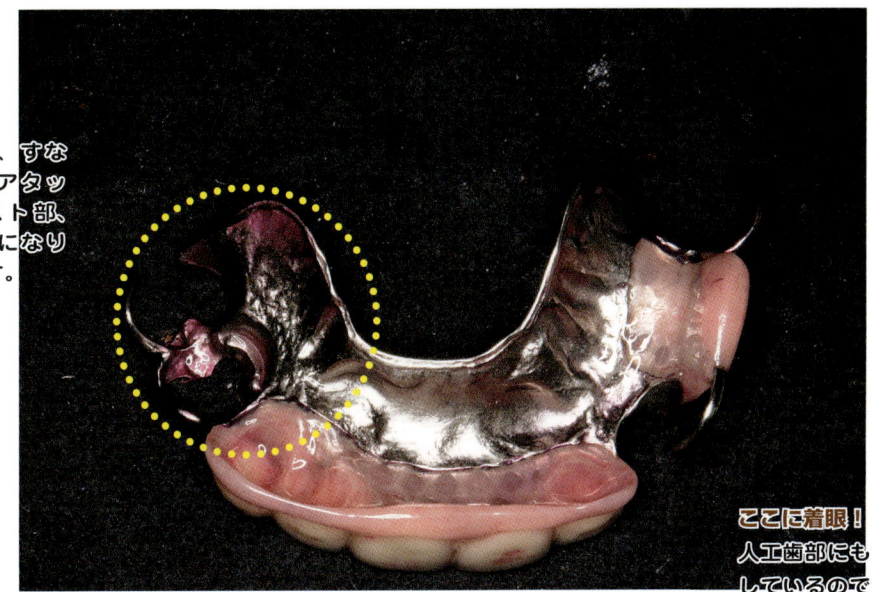

ここに着眼！
維持装置の周辺、すなわちクラスプ、アタッチメント、レスト部、隣接面部は不潔になりやすいところです。

ここに着眼！
人工歯部にも汚れが付着しているので注意しなければなりません。

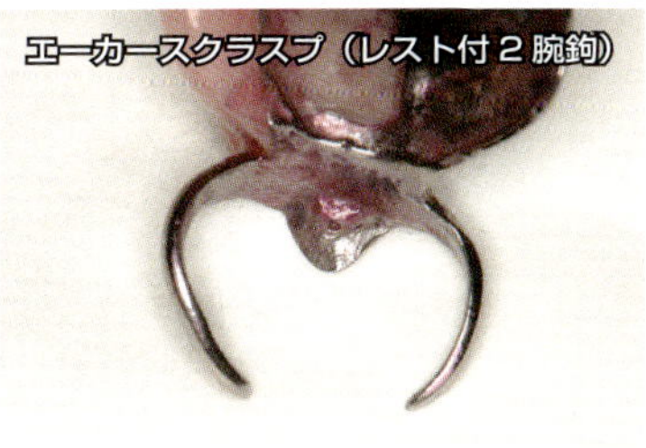

エーカースクラスプ（レスト付2腕鉤）
鉤腕が歯面を上から下へ斜めに走るため、食物の流れを鉤腕でさえぎり、歯頸部付近に食物残渣が停滞しやすい構造です。

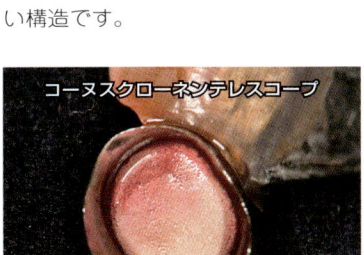

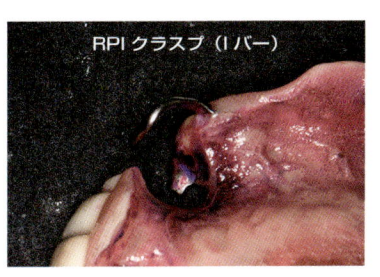

RPIクラスプ（Iバー）
食物の流れをあまり阻害しない構造ですが、辺縁歯肉と鉤腕部の間に食物残渣が停滞することがあります。

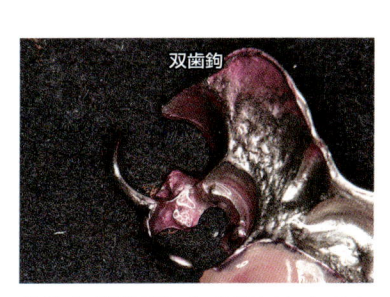

双歯鉤
維持歯が隣接した2歯にわたるため、その隣接部にプラークが付着する可能性が多々あります。

コーヌスクローネンテレスコープ
外冠の内面にプラークがベッタリ付着しています。このような場合は、内外冠の適合が悪い場合もありますので、歯科医師に報告しましょう。

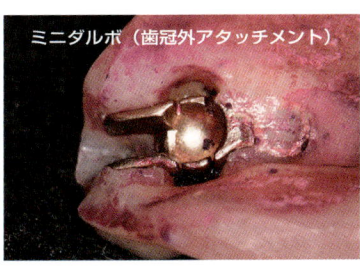

ミニダルボ（歯冠外アタッチメント）
維持力を発揮させるフィメール部（義歯内面）のスリットと床のあいだは、プラークの付着しやすいところです。

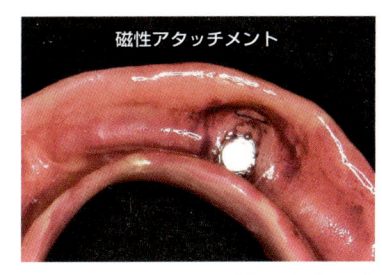

磁性アタッチメント
根面板または根面形成された床下残根があるため、維持歯の辺縁歯肉周辺に唾液が停滞します。その結果、汚れが洗い流されないために歯周炎やう蝕に罹患するリスクが高くなります。

義歯に対するプロフェッショナルクリーニング・1
総義歯および部分床義歯共通 クリーニング時の注意点

クリーニング時に義歯を壊さないように！

　義歯用ブラシでの義歯の機械的清掃は、手のひらの上で確実に包むように義歯を保持して、流水下で行いましょう。その際、ぜったいに義歯の端だけを持ってブラッシングするようなことはやめましょう。大きな力が加わり、義歯が折れる可能性があります。

　なおクリーニング時は、洗面台の中（義歯の下）にぬれタオルを敷くか、洗面台に水を張っておくと、誤って落としても義歯が破折するリスクが低減します（義歯の破損は、咬合時に次いで落として壊すことが多いのです）。

● 義歯ブラッシングの基本操作

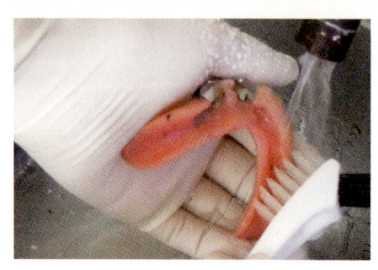

義歯のブラッシングは、必ず手のひらの上に義歯を置いて、包むようにしてからブラッシングしましょう。

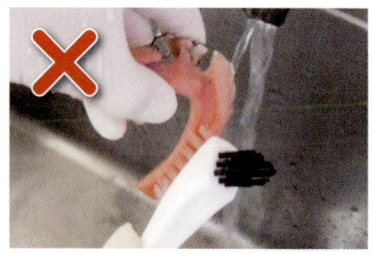

義歯の端だけを持ってブラッシングすると、折れる可能性があるのでやめましょう。

● クリーニング中に誤って落としても、義歯を壊さないための対策をしておきましょう

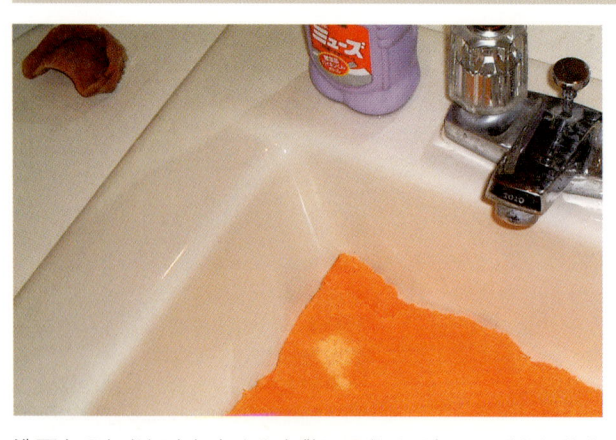

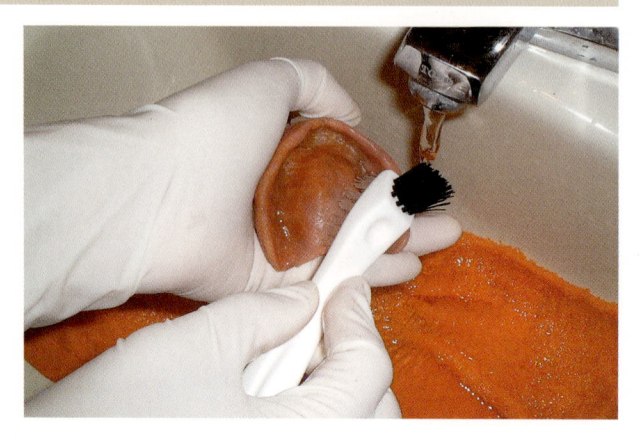

洗面台のなかにぬれタオルを敷いておくことで、手から義歯をすべらせて落としたとしても、壊れにくくなります。

クリーニング時に確認しておきたい義歯の状況

　クリーニング時こそ、義歯を手にとってすみずみまで観察できるチャンスです。クリーニング時に、その患者さんの義歯の形態や種類を前もって理解していれば、細かい義歯床のヒビや破折を最初に発見できます。

　小さなヒビなどが生じているとすれば、義歯に何らかの変化が生じてきたと考えましょう（ヒビなどがあっても、患者さんの自覚がなく、義歯も十分に機能していることもあります）。

　義歯の小さな経時的な変化、具体的には咬合面の咬耗や摩耗を確認することで、当初は見えなかったものが見えてきます。たとえば、咬耗や摩耗が片側に限局しているならば、その患者さんの習慣性咀嚼側がどちらなのかを把握することができます。

　また、義歯床内面の汚れの付着具合を経時的に確認することで、欠損部顎堤の吸収や義歯不適合の兆候を察知することもできます。

　クリーニング時は、単にクリーニングをするだけではなく、義歯と患者さんの生体のバランスを見る、いいチャンスなのです。

● クリーニング時に総義歯の変化が確認できたら、歯科医師に即連絡！

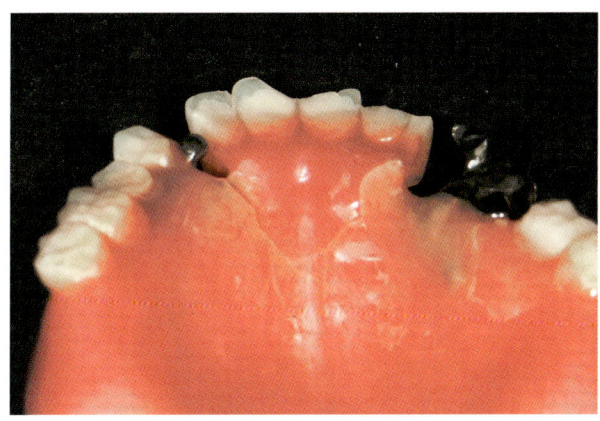

このような義歯の破折線は初期に発見すると修理が簡単なので、ぜひ見逃さないでください。

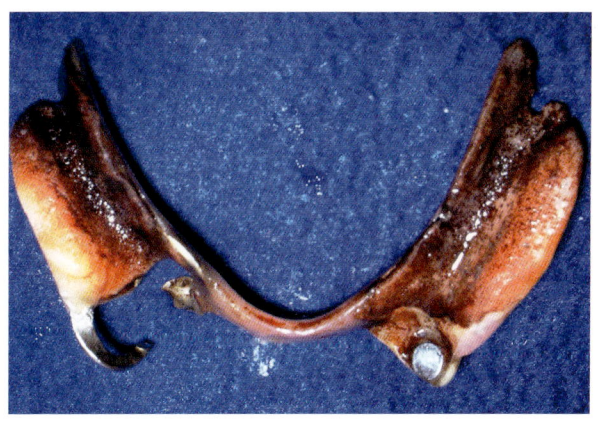

このような汚れの付着は、義歯不適合の最初の兆候です。

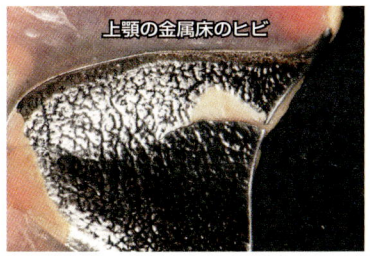

上顎の金属床のヒビ
上顎の金属床にも破折線が入ることもあります。

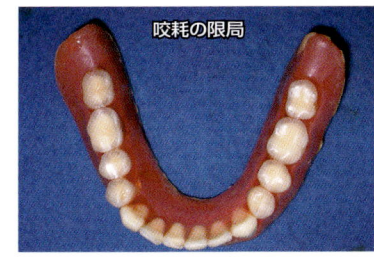

咬耗の限局
下顎臼歯部に咬耗が生じ、咬頭がなくなっています。

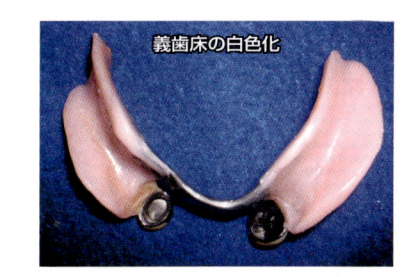

義歯床の白色化
床全体が白くなっています。このような場合は、義歯洗浄剤の使用しすぎか、漂泊作用の強すぎる洗浄剤を使用しているため、レジンの劣化が疑われます。

義歯に対するプロフェッショナルクリーニング・2
総義歯に対するプロフェッショナルクリーニング

人工歯部および周辺のクリーニング

　人工歯部および周辺のクリーニングは、付着した汚れの状況に合わせて使用する器具を選択します。たとえば強固に付着した歯石は、刃を落としたプラスチックスケーラーのような床用レジンを傷つけにくい道具を用いて除去するとよいでしょう。また着色汚れの場合は、義歯用ブラシで除去することが可能です。

　仕上げとして、汚れの質に合わせて化学的洗浄を行います。

① 歯石沈着が多い場合のクリーニング例

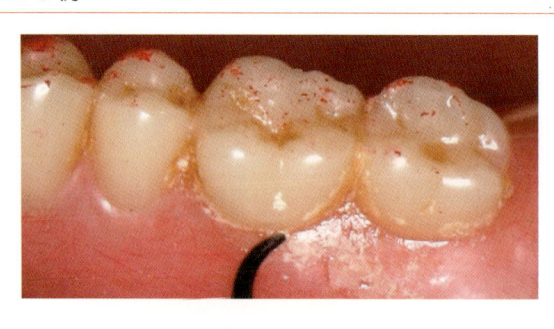

上顎義歯の臼歯人工歯部の頬側部は、唾液腺の開口部がすぐそばにあるため、清掃不足でデンチャープラークが付着していると、天然歯と同様に歯石が付着しやすいところです。

歯石化したプラークは、プラスチックスケーラーのような床用レジンを傷つけにくい道具を利用して除去するとよいでしょう。

try !

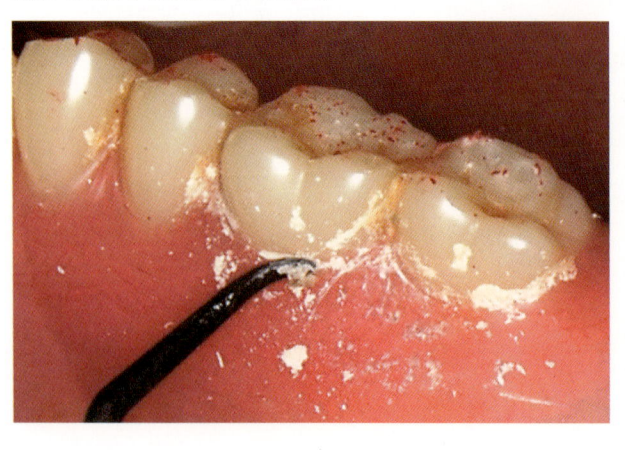

きれいに除去できました。床用レジンに傷をつけずに歯石を除去することがポイントです。

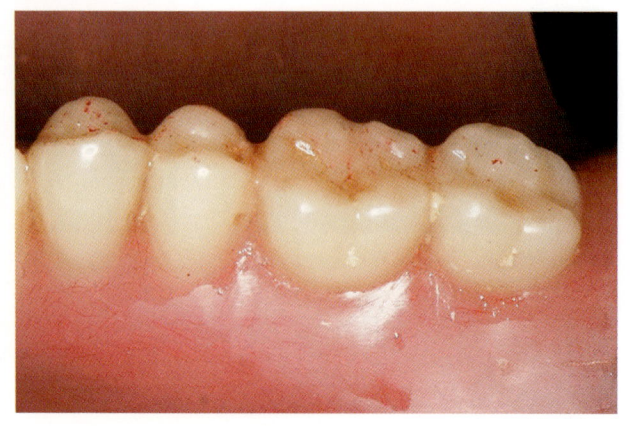

第4部　義歯の清掃　プロフェッショナルクリーニングとセルフクリーニング指導

② 人工歯部の汚れ（着色）が多い場合のクリーニング例

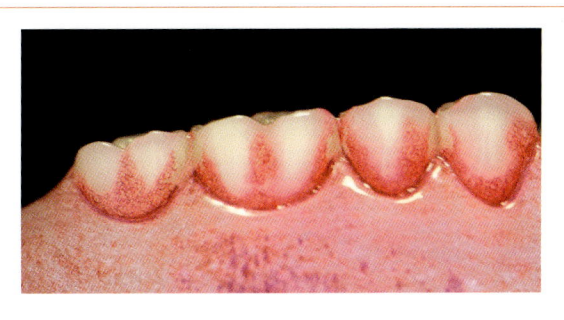

臼歯人工歯部に着色汚れがみられます。

義歯用ブラシの硬毛・軟毛を使い、着色を落とします。

try !

最終的に歯科医師や歯科技工士が、レーズ研磨をして表面を滑沢に保ち、再び汚れが付着しにくくすることもあります。

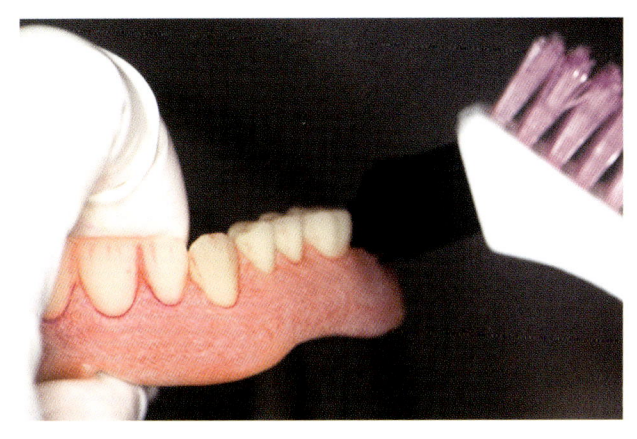

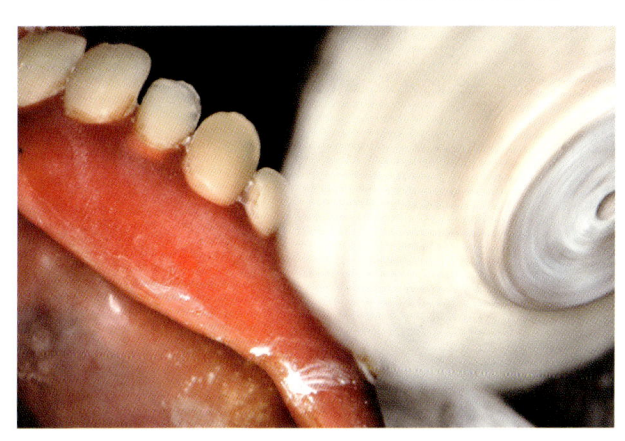

③ クリーニングの仕上げは、汚れの質にあわせた化学的洗浄で

化学的洗浄に用いる薬液には、有機質の汚れ（着色）に対応した洗浄液と、無機質の汚れ（歯石）に対応した洗浄液があります。

● 義歯洗浄液での洗浄も、プロフェッショナルケアの1つ

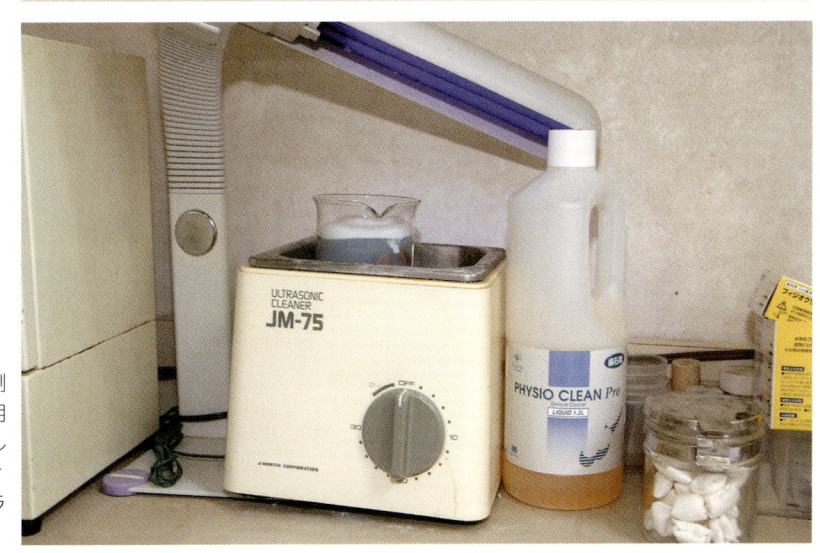

二酸化チタンの含有された義歯洗浄液の例（フィジオクリーンプロ）。着色用・歯石用を区別したうえで、超音波清浄機を使用して化学的洗浄をしましょう。着色用のフィジオクリーンプロでは、使用時に専用のライトを使用します。

93

粘膜面のクリーニング方法

義歯粘膜面のクリーニングを行う際は、基本的に義歯専用ブラシを用います。

比較的軟らかいほうのブラシは床の広い部分を、毛が黒く硬めのブラシは細い部分や人工歯の歯頸部などの清掃に使用するとよいでしょう。

● 広い面をクリーニングするときは義歯ブラシが有用

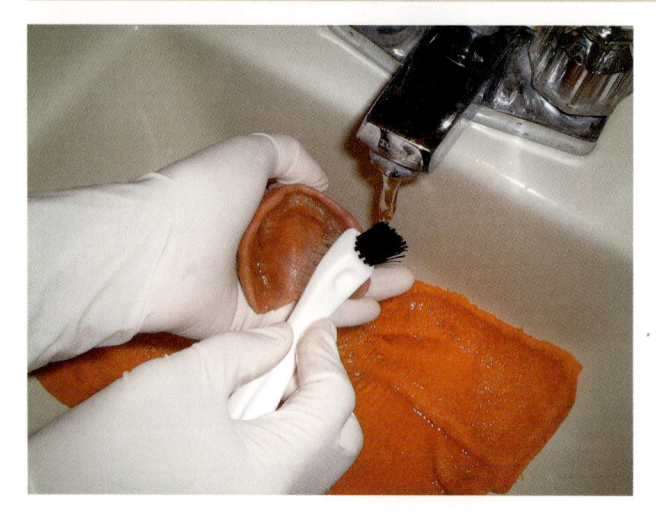

しっかり手のひらで義歯を保持しながら、ブラッシングします。洗面台のなかにぬれタオルを敷いておくことで、手から義歯をすべらせて落としたとしても、壊れにくくなります。

● 狭い面をクリーニングするときは綿棒やタフトブラシなどを活用して

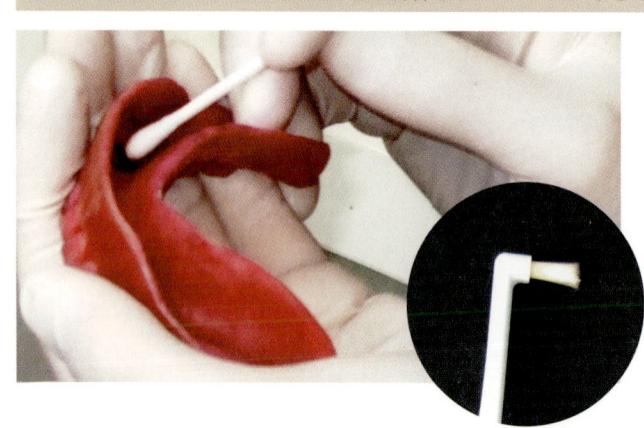

義歯の狭くて深いところは、綿棒やタフトブラシを使用してクリーニングしましょう。

歯石がこびりついているような症例では、化学的洗浄を第一選択肢として考えます。強固に付着している場合は、プラスチックスケーラーを用いてていねいに除去します。

切削器具（エンジンなど）で歯石除去をすると、義歯床に細かい傷をつけることがあり、その傷の中に細菌が入り込んでしまうことがあります。口腔内の感染の一因となる可能性があるので、バーなどの使用は避けたほうがよいでしょう。

● 歯石がこびりついているようなときのクリーニングポイント

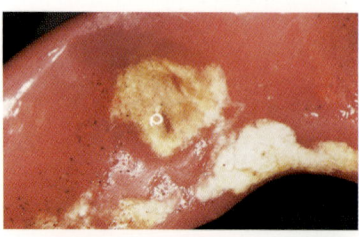

下顎義歯の内面、特に前歯部は内面のデンチャープラークが歯石化することがあります。

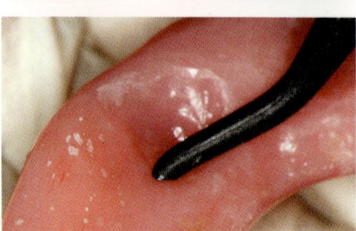

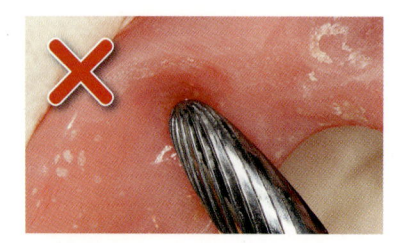

プラスチックスケーラーでていねいに除去します。傷をつけてしまうと適合が悪くなってしまうので、十分に気をつけましょう。絶対にバーのようなものを使用して除去することは避けたほうがよいと思います。

義歯に対するプロフェッショナルクリーニング・3
部分床義歯に対するプロフェッショナルクリーニング

維持装置別プロフェッショナルクリーニング例

　部分床義歯のクリーニングでいちばん大切なのは、維持装置周辺の汚れを確実に落とすことです。複雑な形態をしていることから、刃を落としたスケーラーやタフトブラシなど、細かいところまで清掃できる器具を選択します。また、維持装置によってはクリーニング時に装置を破損しないよう、配慮すべきこともあります。

　総義歯と同様に、仕上げは化学的洗浄を行います。

① クラスプに付着したプラークのクリーニング例

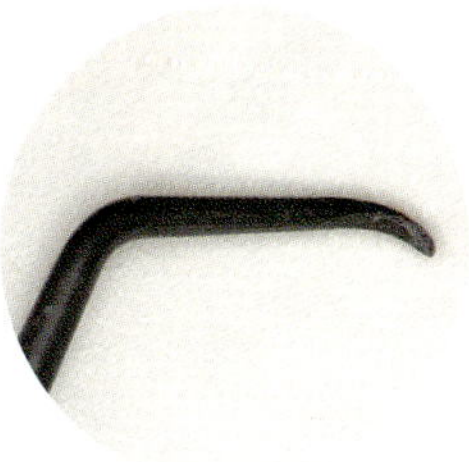

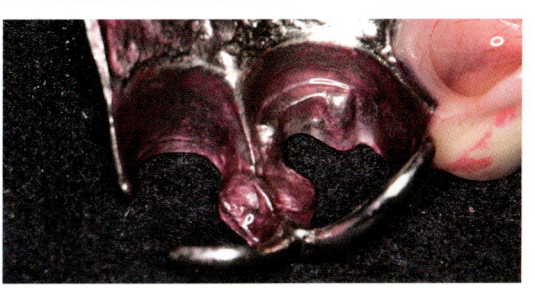

クラスプは複雑な形態の維持装置なので、清掃がしづらく、汚れが蓄積しやすいところです。

クラスプに傷をつけないように、刃を落としたプラスチックスケーラーを用いて蓄積したプラークを除去します。

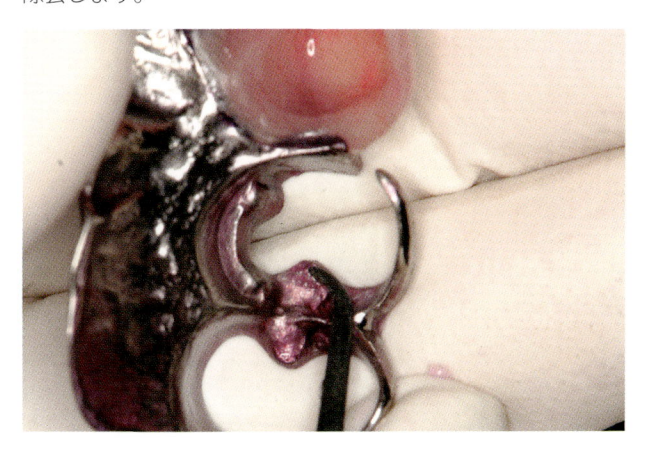

try！

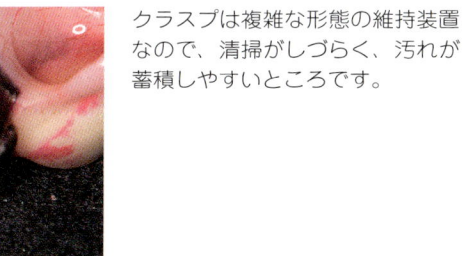

中性洗剤とタフトブラシを使用して、細かいところもていねいに清掃します。

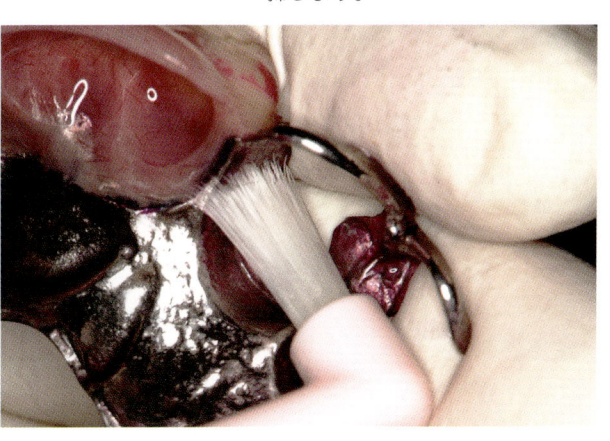

これでバッチリ！ 義歯製作のアシスタントワーク

② レスト付2腕鉤のクリーニング例

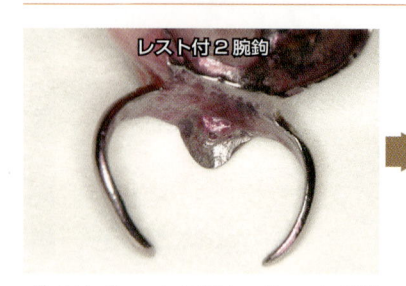

レスト付2腕鉤
ガイドプレーン周辺にプラークが付着しているのがわかります。

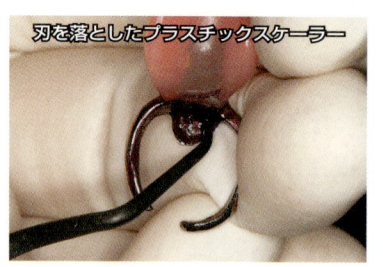

刃を落としたプラスチックスケーラー
平面の清掃は、刃を落としたプラスチックスケーラーで、こそぎ取るようにします。

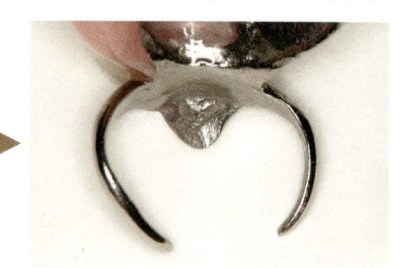

清掃が終わり、本来の輝きが取り戻せました。

③ RPIクラスプ（Iバー）のクリーニング例

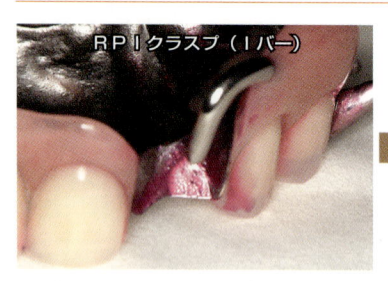

RPIクラスプ（Iバー）
舌側の床（メタルアップされた場所）にプラークが沈着しているのがわかります。

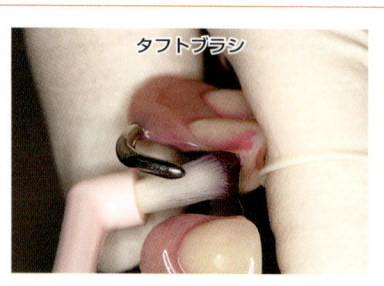

タフトブラシ
複雑な形態をしているため、タフトブラシで清掃します。

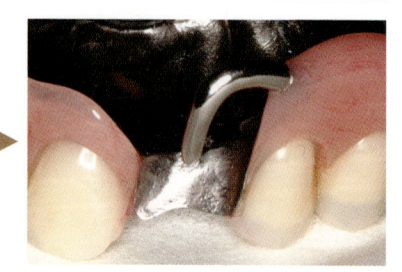

きれいに清掃されました。

④ ミリングバーアタッチメントのクリーニング例

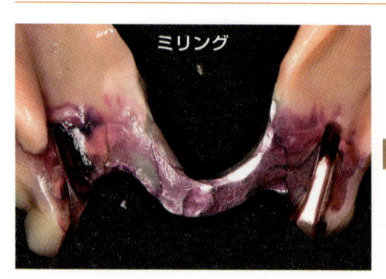

ミリング
フィメール内面は細く深いため清掃しづらい部分。バー周辺は複雑な形態のため汚れが付着しやすいです。

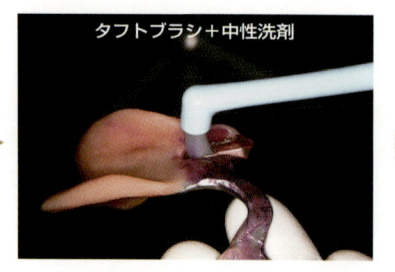

タフトブラシ＋中性洗剤
この部分の汚れはタフトブラシで清掃するのがよいでしょう。

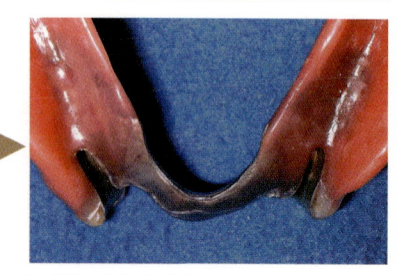

清掃し終えた状態です。

⑤ 磁性アタッチメントのクリーニング例

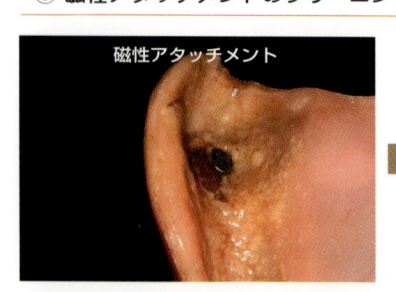

磁性アタッチメント
磁石構造体の周辺に汚れが確認できます。

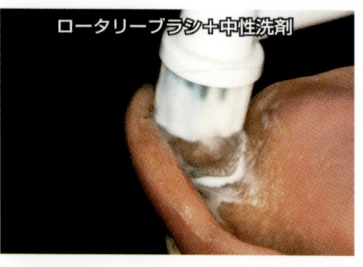

ロータリーブラシ＋中性洗剤
小さめのロータリーブラシを使用して、磁石構造体の周りを清掃します。

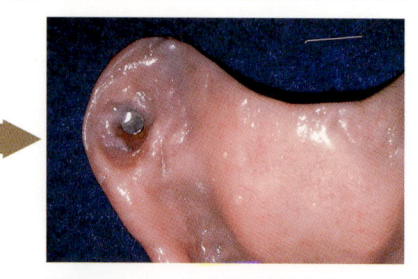

磁石構造体の吸着面は擦り減ってしまうと吸着力が減少するので注意しましょう。

第4部　義歯の清掃　プロフェッショナルクリーニングとセルフクリーニング指導

⑥ ミニダルボのクリーニング例

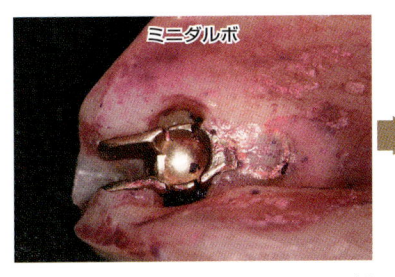

ミニダルボ

プラスチックスケーラー

タフトブラシ

維持力を発揮させるフィメール部（義歯内面）のスリットと床のあいだは、プラークの付着しやすいところです。

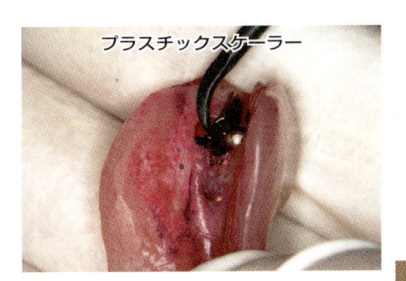

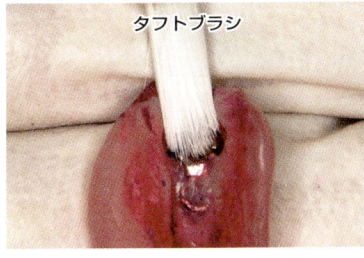

床を傷つけないように、プラスチックスケーラーやタフトブラシを使用して、十分にプラークを除去します。

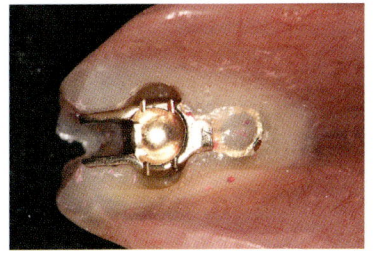

清掃が終了したアタッチメント。この状態をセルフクリーニングのゴールとして、患者さんに見ていただきましょう。

⑦ コーヌスクローネンテレスコープデンチャーのクリーニング例

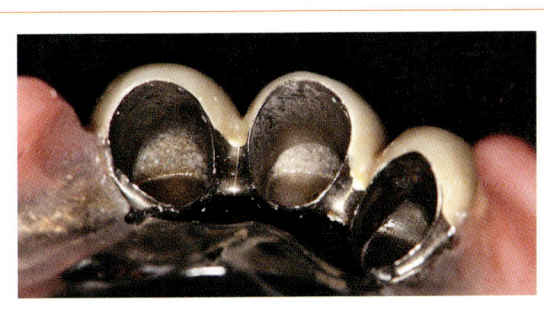

コーヌスクローネンテレスコープの外冠内面は、汚れが多く付着します。

try !

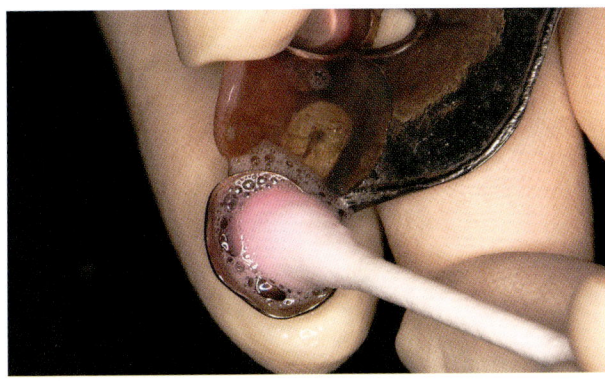

綿棒と中性洗剤を用いて外冠内面の汚れをこすり取っておきましょう。この部分はタフトブラシでは毛束の腰が弱すぎることがあります。

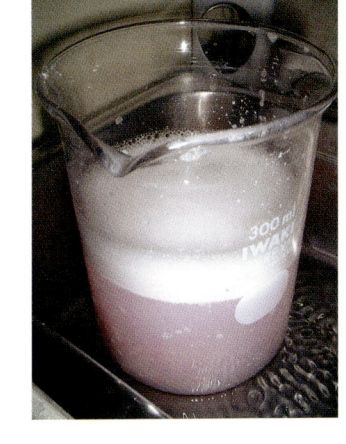

外冠内面の汚れは除去しづらいので、できれば洗浄剤などを利用して、化学的洗浄と機械的洗浄を併用するほうがよいでしょう。

97

部分床義歯のクリーニング時に気をつけること

クリーニング時に維持装置を破折させてしまうと、当日に修理が不可能なことが多く、余計な費用がかかるので、くれぐれも洗浄中の破折には気をつけましょう。

特に鋳造クラスプの鉤尖や鉤腕部に、ブラッシングなどの大きな力がかかってしまうと、折れてしまうことがあります。ワイヤークラスプの場合には、破折ではなく曲がってしまうこともあります。

これと同様なことが、下顎の両側遊離端義歯のメジャーコネクターがリンガルバーやリンガルプレートの場合にも生じます。

クラスプの脚部を乱暴にブラッシングしてしまうと外れてしまうことがあります。

「汚れをしっかり除去しよう」とするあまり、強い力が加わって、生じてしまうのです。

頑丈そうにできているコーヌスクローネンテレスコープの外冠の脚部も同様に壊れてしまうことがあるので、清掃時には十分注意しましょう。

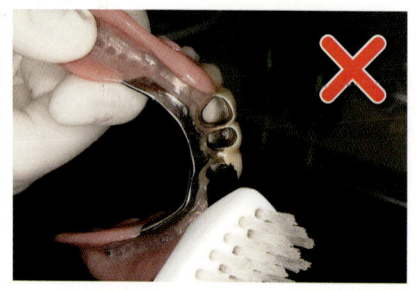

● 部分床義歯のクリーニングで注意したいポイント

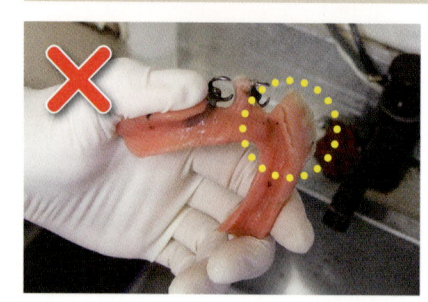

このようなリンガルプレートは、強く握ってしまうと、破折してしまうことがあります。

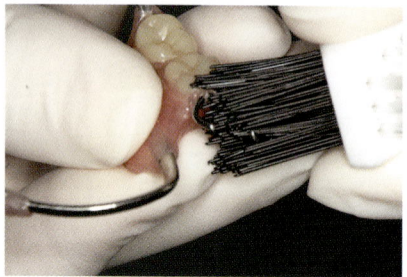

床の部分のみをしっかり保持して清掃を行います。

コーヌスクローネンテレスコープの外冠脚部は頑丈そうに見えますが、このように端を持ってブラシ圧をかけると、容易に壊れてしまいます。

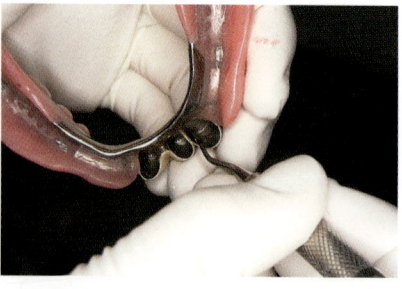

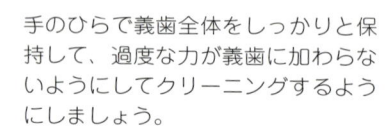

手のひらで義歯全体をしっかりと保持して、過度な力が義歯に加わらないようにしてクリーニングするようにしましょう。

98

部分床義歯のトラブルを発見したらすぐ報告しよう

部分床義歯の維持装置は、着脱方向に平行に製作されています。維持歯が多数ある場合でも、維持装置それぞれが着脱方向に平行になるように製作されています。したがって、維持装置のどこかの部位に何かトラブルが生じたら、装着が不可能になったり、咀嚼機能の障害が生じたりします。

患者さんの口腔内から義歯を外して清掃する際に、注意深くその構成要素を観察しましょう。特に維持歯の形態と外したクラスプの形態があっているか否か、そして義歯床に設置されている維持装置部分に緩みがないかなどは、必ず観察しておきましょう。できることならば口腔内から義歯を外すときに、維持装置それぞれの平行性やメジャーコネクターの変形の有無なども確認したいものです。

着脱時にどこか引っかかって外しにくい、どこかに痛みが生じるといった症状が見られるならば、その義歯に何らかのトラブルが生じていると判断し、注意深く観察する必要があるでしょう。

● クリーニング時に部分床義歯の変化が確認できたら、歯科医師に即連絡！

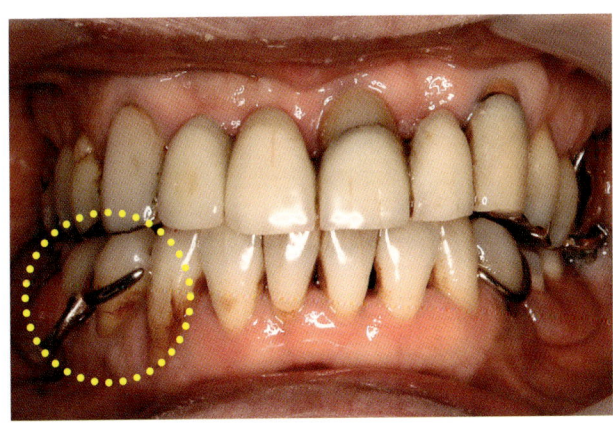

クラスプの緩みは、維持装置の脱離を意味します。

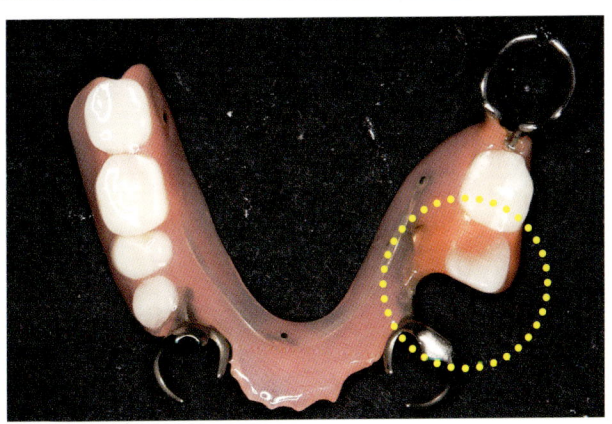

人工歯部の破折。破折が起きると義歯が壊れて咀嚼機能障害につながります。

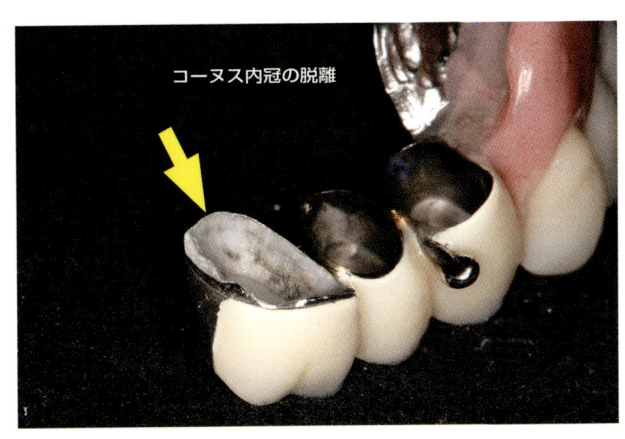

コーヌス内冠の脱離

コーヌスクローネンテレスコープの内冠が脱離してしまい、外冠についた状態で外れてしまうこともあります。

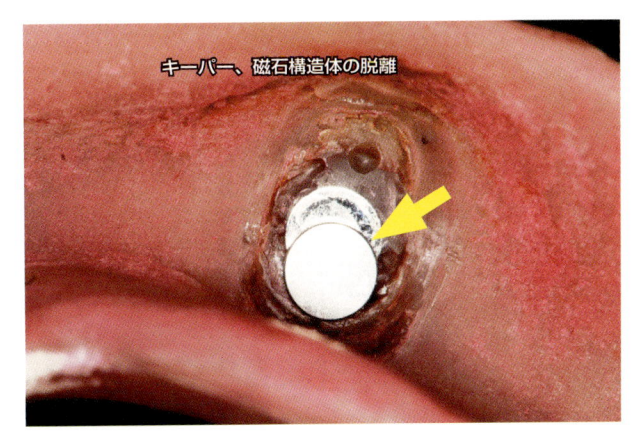

キーパー、磁石構造体の脱離

磁石構造体が脱離していると、義歯装着がうまくいかず、使用時に浮いた感じがすることから、患者さんが不快感を訴えることが多くあります。

義歯のセルフクリーニング指導
総義歯・部分床義歯のセルフクリーニング

セルフクリーニングでは何をする？

　セルフクリーニングの内容は、プロフェッショナルクリーニングとさほど変わりません（違いは使用する道具が異なる程度）。汚れの付着しやすい部位、義歯を壊さないための配慮など、プロフェッショナルケアの解説を参考にして患者さんに指導しましょう。

● セルフクリーニングの内容は、プロフェッショナルクリーニングとほぼ同じ

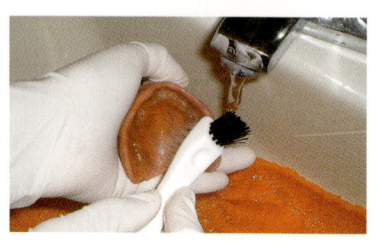

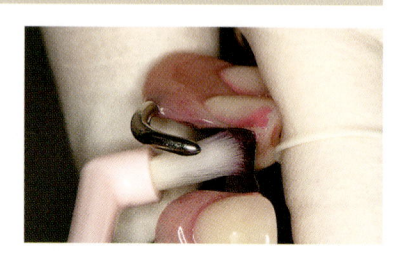

クリーニングのしかたや注意点など、プロフェッショナルケアの解説を参照にして、その患者さんに必要なこと・できることを指導しましょう。

セルフクリーニングのコンセプト

　総義歯はその形態がシンプルなため、十分なセルフクリーニングを行っていれば、常に清潔な状態に保つことが可能でしょう。
　一方、部分床義歯は複雑な形態をしていて、セルフクリーニングは細かい作業になります。セルフクリーニングを怠ると維持歯や残存歯に歯周炎やう蝕を発症させることになり、最終的には咀嚼機能障害を起こしてしまうことを患者さんに伝え、しっかり理解してもらう必要があります。
　機械的な清掃のみでは除菌は困難なので、機械的洗浄と義歯洗浄剤による化学的洗浄の併用が必要と筆者は考えています。部分床義歯には、金属部分の変色を起こさせない義歯洗浄剤を併用することをすすめます。
　なお、高齢者や要介護高齢者で、手指が不自由な場合には、確実な機械的清掃が不可能になります。道具に何らかのくふうをして使用してもらうなど、配慮が必要になります。

本人だけではなく、介助者にもアドバイスを

　要支援・要介護高齢者の患者さんの場合、義歯のクリーニングが自分自身でできない場合もあります。その患者さんができること、もしくは困難なことを判断して、適切なアドバイスをすると同時に、必ず介助者にもクリーニングのしかたやポイントをアドバイスしましょう。

セルフクリーニングのワンポイントアドバイス

粘膜調整剤が義歯床内面に貼付されている場合には……

粘膜調整剤を使用して粘膜調整を行った当日は、流水下での水洗と義歯洗浄剤の使用でセルフクリーニングは十分でしょう。

翌日からは、毛質の軟らかいブラシを使用して、流水下でていねいに清掃を行って、粘膜調整剤を傷つけないようにしてもらいましょう。

● 粘膜調整剤添付後は、段階的に清掃します

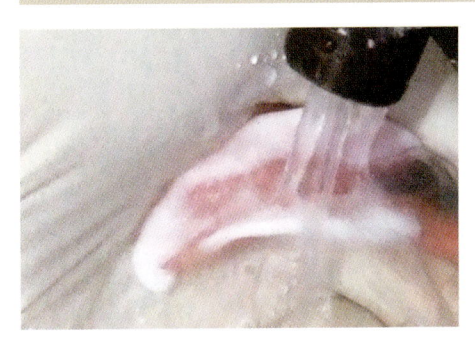

粘膜調整剤を使用した当日の総義歯は、義歯用ブラシなどを使わず水洗のみしてもらいましょう。

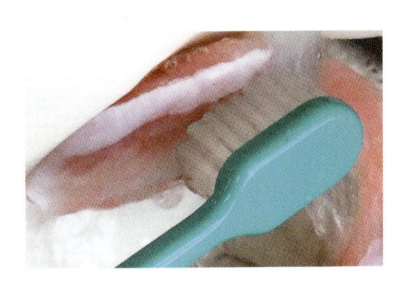

2日目以降のクリーニングは、軟毛の歯ブラシで軽く清掃する程度にしてもらいましょう。

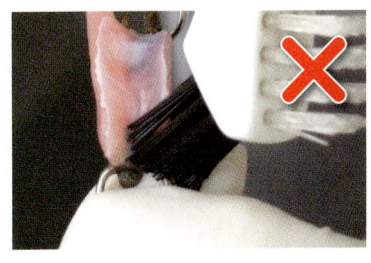

写真のような硬毛のブラシを使うと、粘膜調整剤がはがれてしまったり、傷をつけてしまいますので、絶対にやめましょう。

手指が不自由な患者さんに紹介したい器具

高齢者で手指が不自由な場合には、清掃道具を手で持って義歯を清掃することが困難になるケースが多くあります。特にリュウマチのような病気に罹患している場合には、食事専用スプーンやフォークの柄ですら細工をして太くしなければ使えないことがあるので、義歯清掃のブラシを使いこなすことは困難と考えましょう。

このような場合には、発想の転換をして、吸盤のついたブラシを浴室のタイルなどに吸着させ、大きい義歯を持ってブラシに押しつけ、動かして清掃してもらうことも有効な手段となります。

● 手指が不自由な人にはこんな器具を紹介しましょう

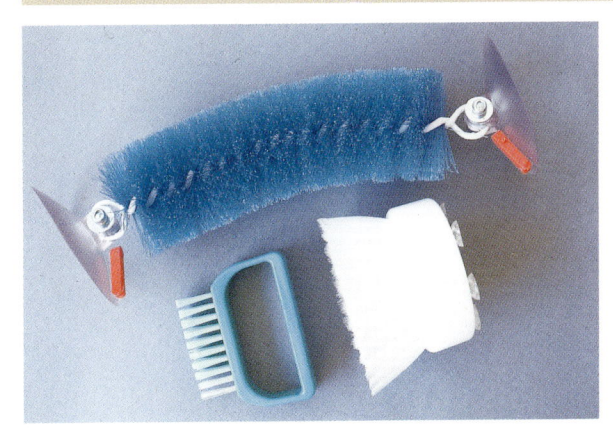

吸盤のついた義歯ブラシの例。浴室のタイルや洗面台に吸着させることができます。

吸盤を洗面台につけて義歯を洗浄しているイメージ。ブラシの吸盤は強力なため、こすってもブラシが落ちることはありません。

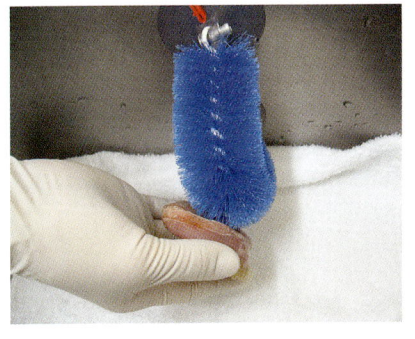

101

質問されたら正しく答えたい 義歯洗浄剤のこと

市販されている義歯洗浄剤の種類

　義歯洗浄剤の目的は、義歯性口内炎の原因となっているプラーク、特にカンジダ菌を除去することや、歯石様沈着物、着色、においを除去することにあります。

　現在日本で市販されている義歯洗浄剤は、中性酸化物＋酵素系のものがほとんどです。

　機械的な清掃では殺菌、除菌が不完全ですが、化学的洗浄効果のある市販の洗浄剤は、その欠点を確実に補ってくれます。

　機械的な洗浄を確実に終えたのち、着色汚れを取るものなのか、歯石などを除去するものなのかを考えて使用します。現在では、二酸化チタンを含有させることで洗浄効果を強化させ、短時間で洗浄ができるものもあります。

　注意点として、洗浄液の中につけておくだけで汚れが簡単に落ちるというような強い洗浄能力ものでは、長期連続使用によって、義歯床用材料の脱色や劣化が生じる可能性があることです。義歯洗浄剤それぞれの特色を踏まえて、使用するとよいでしょう。

● 市販されている義歯洗浄剤の分類

有効成分の種類	主な義歯洗浄剤（製品）
次亜塩素酸	ラバラックD、ピカ（赤）
過酸化物（＋酵素配合の場合あり）	酵素入りポリデント、スモーカーズポリデント、ニソーデント、タフデント
酵素	クリーンソフト、ピカ（青）、パーシャルデント
銀系無機抗菌剤	さわやかコレクト
酸	GC クイックデンチャークリーナー、Dr. Oh 歯
生薬	スパデント

義歯洗浄剤のメリット・デメリット

義歯洗浄剤のメリット

義歯洗浄剤は、機械的な清掃の弱点である殺菌・除菌が可能です。これによってカンジダ菌や桿菌の除菌が可能になり、高齢者、要介護高齢者など感染しやすい人たちには、誤嚥性肺炎への罹患予防になります。

また酵素などの作用により、汚れや歯石をこすることなく除去することができます。義歯床などに細かい傷がつくことがないので、細菌の付着を防止できます。

現在は二酸化チタンを含有させることで、クラスプなど金属部分の酸化や粘弾性レジンを劣化させることなく、汚れや歯石を除去することも可能になりました。

● 義歯洗浄剤の洗浄力

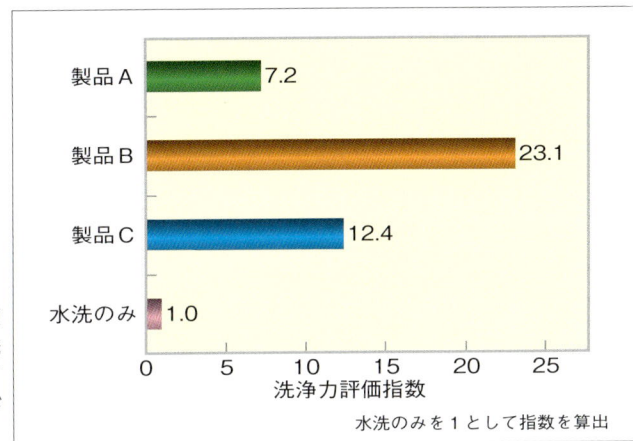

製品	洗浄力評価指数
製品A	7.2
製品B	23.1
製品C	12.4
水洗のみ	1.0

義歯洗浄剤を使用すると、水洗のみと比較して格段に洗浄力がアップします。

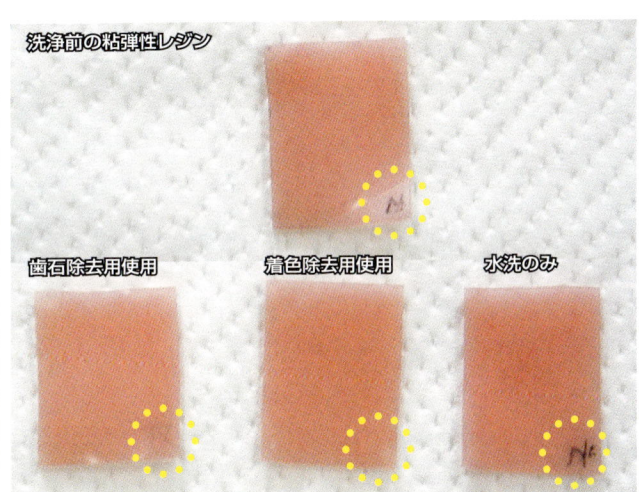

水洗のみを1として指数を算出

4つの粘弾性レジンに油性ペンで印記して、義歯洗浄剤での洗浄とすすぎを繰り返した実験結果。水洗だけでは落ちなかった油性ペンの印記がしっかり落ちていますが、粘弾性レジンの劣化は見られません。

洗浄前の粘弾性レジン／歯石除去用使用／着色除去用使用／水洗のみ

義歯洗浄剤のデメリット

義歯床などに付着したデンチャープラークは、機械的に義歯専用ブラシで除去しなければ、確実に取り除くことはできません。

よって洗浄剤の中に、汚れたままの義歯を浸漬するだけでは、使用し続けていると歯石化してしまうことがあります。

また洗浄剤に漂白酵素や塩素が含まれていると、汚れは取れるものの、義歯床用レジンの脱色が目立つようになる場合もあります。

● 化学洗浄をしすぎると劣化することも…

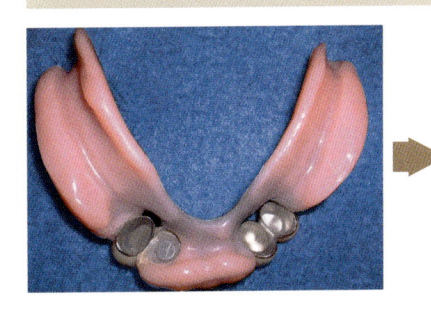

製作した当初の義歯。義歯床床用レジンなどは材料特有のピンク色をして、維持装置の金属も酸化していません。

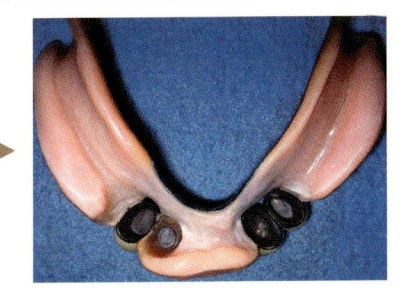

化学的洗浄を主として使用しすぎると、床用レジンの色が白色化して、金属は酸化して黒ずんでくる傾向があります。

103

著者紹介

細見洋泰　ほそみひろやす
東京都杉並区・細見デンタルクリニック・院長

著者略歴
1975年　東京医科歯科大学歯学部卒業
1975年　東京医科歯科大学歯科第一補綴学教室大学院
1979年　同大学院修了　歯学博士号取得
1979年　東京都杉並区　細見デンタルクリニック開業
1991年　東京医科歯科大学顎顔面機能統合評価学教室
　　　　非常勤講師
2005年　東京医科歯科大学歯学部病院　義歯外来客員臨床教授

所属学会等
日本補綴歯科学会　認定医、指導医、評議員
日本磁気歯科学会　認定医、理事

主な著書
『部分床義歯のトラブル解消法』クインテッセンス出版、2008年
『噛める入れ歯の調整法』クインテッセンス出版、2007年
『磁性アタッチメントの臨床応用』クインテッセンス出版、2000年（共著）
『YEAR BOOK 2005 現代の治療指針　全治療分野と欠損補綴』クインテッセンス出版、2005年（共著）
『YEAR BOOK 2003 現代の治療指針　全治療分野とカリオロジー』クインテッセンス出版、2003年（共著）

歯科衛生士臨床のための Quint Study Club
アシスタントワーク①
これでバッチリ！　義歯製作のアシスタントワーク
材料の取り扱い方から口腔内＆義歯のメインテナンスまで

2009年3月10日　第1版第1刷発行

著　者　細見　洋泰（ほそみ　ひろやす）

発行人　佐々木　一高

発行所　クインテッセンス出版株式会社
　　　　東京都文京区本郷3丁目2番6号　〒113-0033
　　　　クイントハウスビル　電話 (03)5842-2270(代表)
　　　　　　　　　　　　　　　　(03)5842-2272(営業部)
　　　　　　　　　　　　　　　　(03)5842-2279(書籍編集部)
　　　　web page address　http://www.quint-j.co.jp/

印刷・製本　サン美術印刷株式会社

©2009　クインテッセンス出版株式会社　禁無断転載・複写
Printed in Japan　落丁本・乱丁本はお取り替えします
　　　　　　　　ISBN978-4-7812-0067-5　C3047

定価は表紙に表示してあります